Christine Carl | Ismene Ditrich
Christa Koentges | Swantje Matthies

Die Welt der Frauen und Mädchen mit AD(H)S

Christine Carl | Ismene Ditrich
Christa Koentges | Swantje Matthies

Die Welt der Frauen und Mädchen mit AD(H)S

Warum sie so besonders sind und was sie stark macht

BELTZ

FSC www.fsc.org
MIX
Papier | Fördert gute Waldnutzung
FSC® C089473

Dieses Buch ist erhältlich als:
ISBN 978-3-407-86704-9 Print
ISBN 978-3-407-86740-7 E-Book (EPUB)

8. Auflage 2026

Illustration: gutentag-hamburg.de
Lektorat: Bettina Brinkmann, Julia Matthias
Umschlaggestaltung: www.anjagrimmgestaltung.de
Bildnachweis: © Ruth Veres – stock.adobe.com
Herstellung: Sarah Veith
Satz: Publikations Atelier, Dreieich
Layout: www.anjagrimmgestaltung.de
Druck und Bindung: Beltz Grafische Betriebe, Bad Langensalza
Beltz Grafische Betriebe ist ein Unternehmen mit finanziellem Klimabeitrag (ID 15985-2104-1001).
Printed in Germany

Weitere Informationen zu unseren Autor:innen und Titeln finden Sie unter: www.beltz.de

Inhalt

Vorwort
Wäscheberge vormittags, Fallschirmspringen nachmittags

Viele Frauen und Mädchen mit AD(H)S wissen nicht, dass sie eine AD(H)S haben – und das ist gut so. Sie werden für ihren schnellen Blick geschätzt, ihre Lebendigkeit und Spontaneität, ihre Vorstellungskraft und ihr soziales Engagement. Vielleicht haben sie ein Umfeld, das ihren Hang zum Chaos wohlwollend als Teil ihrer Persönlichkeit betrachtet und bei »Verpeiltheit« ein oder auch mal beide Augen zudrückt. Mit ihren Besonderheiten leben sie gut.

Andere Frauen und Mädchen wissen ebenfalls nicht, dass sie eine AD(H)S haben – und das ist nicht gut so. Denn sie sind mit ihrem Leben unzufrieden und wünschen sich Herausforderungen. Gleichzeitig fühlen sie sich von den Anforderungen, die an sie gestellt werden, überfordert und quälen sich mit Routinen. Nicht selten werden sie abgelehnt, ausgeschlossen oder gekündigt. Und an der Bushaltestelle halten die anderen Wartenden viel Abstand zu ihnen und ihren lärmenden Kindern, die immerzu hampeln.

An diese Frauen und Mädchen richtet sich dieses Buch. Frauen und Mädchen, die hinter ihren Möglichkeiten zurückbleiben und ihre Potenziale nicht nutzen können. Frauen und Mädchen, die sich zeitlebens fragen, warum ein Missgeschick auf das andere folgt und es ihnen nicht mit Leichtigkeit gelingt, die einfachsten Lebensaufgaben zu erfüllen, während ihnen die schwierigen wenig Probleme bereiten.

Frauen mit AD(H)S haben es schon durch ihre Besonderheiten mit allerhand Gedanken zu tun. Zusätzlich liegt nicht selten der »Mental Load« der ganzen Familie auf ihren Schultern: Sie sind diejenigen, die alles Wichtige im Kopf behalten müssen und dabei den Überblick nicht verlieren dürfen. Im Zweifelsfall fällt es auf die Mutter zurück, wenn das Kind kein schönes Geschenk zum Kindergeburtstag mitbringt oder die Hausaufgaben nicht erledigt hat.

Nicht nur in der Familie, auch im Berufsleben übernehmen Frauen häufig organisatorische und koordinierende Funktionen – Aufgaben, die nicht unbedingt zu den Stärken von Menschen mit AD(H)S gehören. Denn ihnen fällt es besonders schwer, bei all dem Multitasking den Überblick zu behalten. Frauen leisten außerdem überdurchschnittlich viele »Hintergrundarbeiten«, zum Beispiel im Haushalt. Diese werden von Frauen mit AD(H)S mehrheitlich als schrecklich langweilige Routinearbeiten erlebt, als »reinste Hölle«, Sisyphusarbeit: Kaum ist die Spülmaschine ausgeräumt, ist sie auch schon wieder voll, hinter der gebügelten Wäsche türmt sich schon der nächste Wäscheberg. Es ist immer etwas zu tun, ohne Aussicht auf anhaltenden Erfolg. Und es ist nichts Aufregendes, Anregendes oder annähernd Stimulierendes in Sicht.

Im zermürbenden Kampf gegen das alltägliche Chaos streben manche Frauen mit AD(H)S daher – oft im Geheimen – nach Abwechslung oder Stimulation. Sie suchen den gelegentlichen Kick im sportlichen oder sexuellen Bereich, im Rahmen von Substanzkonsum oder risikoreichen Freizeitbeschäftigungen. Ein Versuch, der Langeweile zwischen Waschmaschine und Wonneproppen durch schnelles Motorradfahren, Klettern oder Fallschirmspringen zu entfliehen.

Die Gendermedizin, die sich mit geschlechtsspezifischen Unterschieden in der Diagnostik und Behandlung von Krankheiten befasst, ist eine relativ junge und zu wenig beachtete Disziplin. Lange Zeit herrschte wenig Bewusstsein dafür, dass die medizinische

Forschung nicht beide Geschlechter gleichermaßen untersucht, sondern Frauen aufgrund ihrer »komplexen« Eigenschaften in Studien unterrepräsentiert sind. Das Buch *Unsichtbare Frauen* der britischen Journalistin Caroline Criado-Perez zeigt auf eindrucksvolle Weise, dass diese Verzerrungen bei der Datenerhebung unter anderem für die medizinische Versorgung weitreichende Konsequenzen haben.

Auch eine AD(H)S zeigt sich bei Frauen anders als bei Männern. Die Diagnosekriterien erfassen die weibliche Variante jedoch nicht zuverlässig – und geschlechtsspezifische Diagnosekriterien für AD(H)S bei Frauen gibt es nicht. Und da diese Unterschiede bislang wenig Berücksichtigung gefunden haben, werden Frauen und Mädchen mit AD(H)S häufig nicht korrekt oder erst nach langer Odyssee diagnostiziert. Gestresst und angespannt mühen sie sich in ihrem vollgepackten Alltag ab und wissen nicht, was mit ihnen los ist. Und ihre Gaben werden nicht erkannt oder gehen in der kräftezehrenden Mehrfachbelastung einfach unter.

Warum Frauen und Mädchen mit AD(H)S häufiger als Männer und Jungen eine zu späte oder gar keine Diagnose erhalten, hängt auch mit Erziehung und gesellschaftlichen Normvorstellungen zusammen. Oft merken Frauen erst dann, wenn sie Mütter von Kindern mit AD(H)S werden, dass sie selbst betroffen sind. Denn Mädchen neigen schon in den ersten Schuljahren vielfach dazu, ihre Symptome zu unterdrücken – um nicht aufzufallen und den Erwartungen zu entsprechen. Das führt dazu, dass ihre AD(H)S sich weniger offensichtlich zeigt und daher oftmals schlichtweg übersehen wird.

Die zu späte oder fehlende Diagnose kann für Frauen und Mädchen mit AD(H)S schwerwiegende Folgen haben: Sie leiden unter Selbstvorwürfen und negativen Selbstbildern, die sich im Lauf ihres Lebens ausbilden, weil auftretende Schwierigkeiten dem eigenen Unvermögen und Versagen – statt ihrer AD(H)S – zugerechnet werden. Diese inneren Überzeugungen prägen mitunter das ganze

Leben, hemmen die Betroffenen und überschatten die Talente und Fähigkeiten, die die Frauen und Mädchen mitbringen. Darüber hinaus besteht das Risiko, dass sich Begleiterkrankungen und Folgeprobleme wie Depressionen und Angststörungen entwickeln.

Dieses Buch gibt Informationen zur AD(H)S als einer biologischen Besonderheit, stellt die frauentypische Ausprägung vor und umreißt sie in ihrer Vielfältigkeit. Dabei werden nicht nur die typischen mit AD(H)S einhergehenden Selbstbewertungen erläutert, sondern ihnen werden AD(H)S-typische Ressourcen entgegensetzt, die mehr Aufmerksamkeit und Förderung verdienen, als sie bislang bekommen.

Falls du unter einer AD(H)S leidest, hast du deine Schwierigkeiten nicht selbst verursacht. Doch dafür, wie du mit deinen Besonderheiten umgehst, bist du verantwortlich. Wir wollen dich mit diesem Buch dazu ermutigen, dich mit deiner AD(H)S auseinanderzusetzen, Strategien auszuprobieren und dir Unterstützung zu suchen, wenn du sie brauchst. AD(H)S ist auch eine Gabe. Vielleicht gelingt es uns, zu zeigen, wie du sie nutzen kannst.

Frauen mit AD(H)S werden dieses Vorwort vermutlich nur überfliegen, anstatt es wirklich zu lesen. Daher platzieren wir noch einen gut sichtbaren Hinweis: AD(H)S bedeutet – so eine unserer Patientinnen – »**A**us **D**em **H**immlischen **S**ortiment«. Und falls du das Vorwort doch gelesen hast, bist du spätestens jetzt wahrscheinlich neugierig, wie sie so sind, die Frauen und Mädchen mit AD(H)S.

Kapitel 1
Unaufmerksam, hyperaktiv, impulsiv – Was ist AD(H)S?

Die Abkürzungen ADHS oder ADS – zusammen AD(H)S – sind weithin bekannt, und wahrscheinlich hast du ganz eigene Assoziationen dazu. Viele Menschen haben dabei ein verzerrtes oder unvollständiges Bild. Für alle, die sich noch nicht so gut auskennen oder ihr Wissen erweitern möchten, gibt es in diesem Kapitel die AD(H)S-Fakten.

Was ist eigentlich »normal«?

Nicht normal, »abnorm« oder andersartig zu sein – diese Bezeichnungen werden alles andere als positiv bewertet. Für Menschen, die sich nicht zugehörig fühlen, kann es ein inniger Wunsch sein, »einfach nur normal« zu sein. Für jene hingegen, die das Ziel verfolgen, einzigartig und besonders zu sein, sind die Bewertungen »normal« und »durchschnittlich« ein Schlag ins Gesicht. Wir präsentieren zunächst eine wertfreie statistische Definition von Normalität, damit wir anschließend so unaufgeregt wie möglich über unser ohnehin schon kontroverses Thema schreiben können: Aufmerksamkeits-, Konzentrations- und Aktivitätsprobleme bei Frauen und Mädchen. Denjenigen, die es gar nicht erwarten können zu erfahren, was AD(H)S ist, ist es natürlich erlaubt, diesen Teil zu überspringen und später bei Bedarf noch einmal zurückzublättern. Denn jetzt kommt ein wenig Theorie.

Die gaußsche Normalverteilung

Viele natürliche Vorgänge und Messwerte haben eine Auftretenswahrscheinlichkeit, die sich mit einer Glockenkurve annähernd beschreiben lässt. Vereinfacht werden diese als »normalverteilt« bezeichnet. Man kann sich das so vorstellen, dass viele verschiedene Faktoren gleichzeitig auf einen Messwert einwirken, sodass es größere oder kleinere Abweichungen von einem erwarteten Wert gibt. Das gilt für Messwerte wie Körpergröße und Intelligenz, aber beispielsweise auch für die Herstellung von Produkten. So ist ein Brötchen, selbst wenn es sich um einen maschinell hergestellten Backrohling handelt, nicht immer exakt so groß wie geplant, sondern es gibt kleine Abweichungen. Besonders große Abweichungen sind seltener als kleine, sodass die Wahrscheinlichkeit des Auftretens eines sehr großen oder eines sehr kleinen Brötchens entsprechend gering ist.

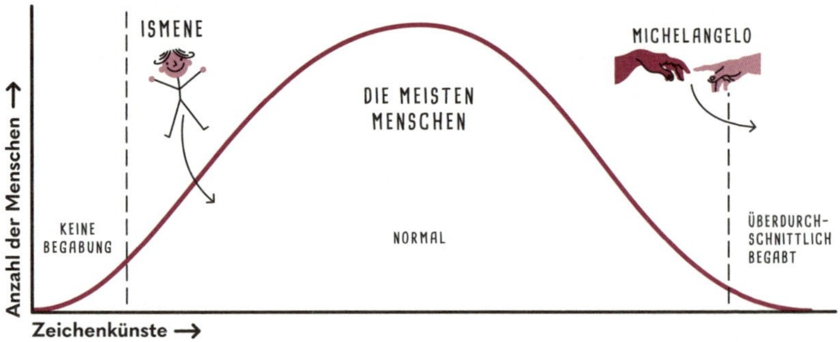

Noch ein Beispiel: Nehmen wir das Talent für schöne Zeichnungen. Die Skala auf der waagerechten Achse reicht von nicht vorhanden bis herausragend gut. 50 Prozent der Menschen befinden sich bei normalverteilten Eigenschaften innerhalb eines Bereiches von einer, 96 Prozent der Menschen von zwei Standardabweichungen um den Mittelwert herum. Es gibt aber auch Streuungen nach links und nach rechts darüber hinaus. Ja, es wird immer einsamer in beide Richtungen. Wir haben die zwei Standardabweichungen zur Veranschaulichung in der Abbildung grob eingezeichnet, damit du eine Vorstellung davon bekommst, wie schlecht Ismene zeichnen kann. Und auch wenn das nicht die politisch oder wissenschaftlich korrekte Bezeichnung sein mag – man kann nachvollziehen, dass sie sich mit so einem ausgeprägten Nicht-Talent nicht ganz »normal« fühlt. Schließlich sind 98 Prozent der Menschheit talentierter als sie. Ähnlich geht es sicherlich Frauen, die extrem groß oder extrem klein sind, besonders große oder besonders kleine Füße haben und so weiter.

Ausreißer innerhalb der Normalverteilung begegnen uns jeden Tag: eine Frau, die kaum größer als 1,40 Meter ist; eine stark über- oder untergewichtige Bekannte; ein Freund, dem kein einziger Hut passt, weil sein Kopf SO groß ist. Wir alle befinden uns in Bezug auf verschiedene Eigenschaften mal weiter rechts, mal weiter links auf der Kurve. Und das ist völlig in Ordnung. Denn extrem ausgeprägte Eigenschaften haben nicht automatisch etwas mit »gesund« oder »krank« zu tun.

Frauen, die kleiner als 1,50 Meter sind, liegen in Deutschland und anderen westlichen Ländern mit ihrer Größe außerhalb von zwei Standardabweichungen von der Durchschnittsgröße. Du kannst dir sicher vorstellen, dass eine Körpergröße von unter 1,50 Meter mit Hänseleien in der Kindheit, Schwierigkeiten beim Erreichen hoher Regalfächer und mit psychischen Problemen verbunden sein kann. Unter dem Begriff »Kleinwuchs« kann nach der Internationalen statistischen Klassifikation der Krankheiten, kurz ICD, sogar eine Diagnose gestellt werden. Und doch würden sich zweifellos nicht alle Betroffenen als »krank« bezeichnen. Für die erfolgreichen Olympiaturnerinnen etwa, die ihre Muskelpakete selten auf mehr als 1,60 Meter und oft auf weniger als 1,50 Meter Körpergröße durch die Welt tragen, ist ihre geringe Höhe von Vorteil. Viele Kunststücke würden ihnen schwerer fallen, wenn sie größer wären. Sie leiden nicht zwangsläufig unter ihrer Körpergröße. Es kommt also immer darauf an, wie man seine Eigenschaften nutzt und ob man eine geeignete Nische für sich findet.

Wie viel Aufmerksamkeit und Konzentration sind »normal«?

Im englischen Sprachgebrauch umfasst der Begriff »attention« sowohl Aufmerksamkeit als auch Konzentration. Im Deutschen werden die Begriffe zwar häufig synonym verwendet, es gibt aber auch Versuche, Aufmerksamkeit und Konzentration voneinander abzugrenzen. Mit sogenannten Konzentrationsverlaufstests kann gemessen werden, wie lange die Aufmerksamkeit einer Versuchsperson aufrechterhalten wird. Diese Tests enthalten Aufgaben, die innerhalb eines festgelegten Zeitintervalls gelöst werden müssen. Werden weniger Aufgaben gelöst oder mehr Fehler gemacht, als es bei einer in Bezug auf Alter und Bildung vergleichbaren Personengruppe der Fall ist, spricht man von einer geringeren Konzentrationsfähigkeit im Vergleich zu dieser Gruppe. Es gibt jedoch keine Messmethode, mit der eindeutig auf eine krankhaft reduzierte Konzentration geschlossen werden kann.

Wir alle unterliegen heutzutage einem gewissen Drang zur Selbstoptimierung. Wir meinen, jede Menge Dinge in kurzer Zeit schaffen zu müssen und das im Idealfall auch noch gleichzeitig.

Wir möchten dir deshalb zum Einstieg ein paar Normalitäten zum Thema Konzentration und Aufmerksamkeit verraten:

+ Es ist normal, dass uns manche Themen mehr interessieren als andere – und dass das Interesse die Konzentration beeinflusst.
+ Es ist normal, dass eine unruhige Umgebung die Konzentration erschwert. Genau deshalb sind Unterhaltungen in der Bibliothek unerwünscht.
+ Es ist normal, dass die Aufmerksamkeit bei monotonen Tätigkeiten mit der Zeit nachlässt. Musstest du mal eine Tabelle mit Daten übertragen oder am Fließband arbeiten? Pausen sind dabei unerlässlich, sonst häufen sich die Fehler mit der Zeit.
+ Es ist normal, dass unsere Aufmerksamkeit sich durch relevante Außenreize ablenken lässt. Zum Glück! Oder willst du weiter konzentriert arbeiten, wenn ein Feuer in der Bibliothek ausgebrochen ist?
+ Störungen der Aufmerksamkeit und Konzentration kommen bei Gesunden ständig vor, zum Beispiel bei Sorgen, Schlafmangel oder Erschöpfung.
+ Es ist normal, dass wir nicht alle gleich sind und es uns unterschiedlich schwer- oder leichtfällt, uns auf bestimmte Dinge zu konzentrieren.
+ Die Fähigkeit zur Konzentration verändert sich im Laufe des Lebens.
+ Es ist normal, dass wir eine »Tagesform« haben, die variieren kann und unsere Konzentration beeinflusst.
+ Es ist normal, dass wir uns nach Schlafentzug, Drogenkonsum oder während einer Krankheit schlechter konzentrieren können.

Fake News

Im Internet kursieren diverse Artikel, die behaupten, die menschliche Aufmerksamkeitsspanne sei aufgrund unserer intensiven Smartphone-Nutzung von 12 auf 8 Sekunden gesunken und damit jetzt kürzer als die eines Goldfisches. Erstens: Lasst die Goldfische in Ruhe! Es ist überhaupt nicht Stand der Forschung, dass Goldfische eine schlechte Aufmerksamkeitsspanne haben. Im Gegenteil, Fische gelten in der Forschung als sehr gute Modelle für Lernen und Gedächtnisbildung. Zweitens: Der Ursprung dieser angeblich in einer Studie ermittelten Zahlen ließ sich weder von den Autorinnen dieses Buches noch von BBC-Mitarbeiterinnen ermitteln. In der Forschung ist man sich einig: Bei der Untersuchung von Aufmerksamkeit und Konzentration kommt es wesentlich auf die gestellte Aufgabe an, und die Leistung kann je nach Person, Tagesform, Kontext und Motivation erheblich schwanken. Eine »allgemeinen Aufmerksamkeitsspanne« gibt es in diesem Sinne also nicht.

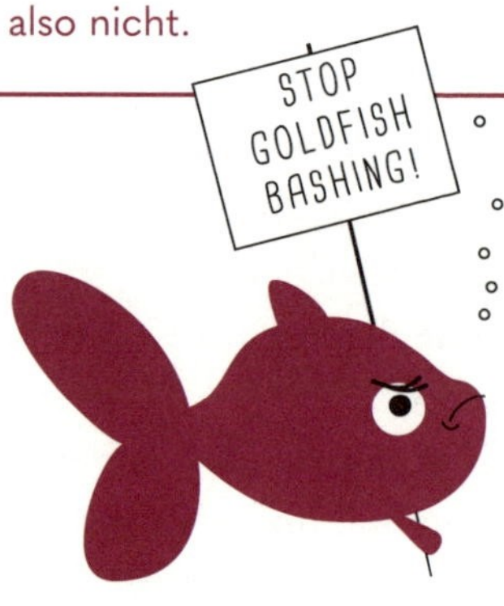

Was ist eigentlich eine Krankheit?

Verschiedene Kriterien müssen erfüllt sein, damit die Diagnose AD(H)S vergeben wird. Weil AD(H)S oft als »Modediagnose« verharmlost oder mit anderen Störungen verwechselt wird, möchten wir dich an unserem Wissen über die Symptome, über die Entstehung des AD(H)S-Begriffs und die Vorgänge im Gehirn teilhaben lassen.

Symptom, Syndrom, Störung, Krankheit?

Was ist ein Symptom? Ein Symptom einer psychischen oder körperlichen Erkrankung ist ein einzelnes sichtbares oder spürbares Merkmal ebendieser und stellt die kleinste Einheit dar, in der wir sie beschreiben können. Schnupfen bei einem grippalen Infekt oder Schmerzen bei einem gebrochenen Knochen sind zum Beispiel Symptome. Die meisten Erkrankungen gehen mit mehreren Symptomen einher. Allein anhand von Symptomen kann in der Regel aber noch nicht auf eine Diagnose geschlossen werden. Dazu werden weitere Informationen benötigt, etwa über den Verlauf der Symptome, Vorerkrankungen und die erhobenen Untersuchungsbefunde.

Was ist ein Syndrom? Symptome treten häufig in charakteristischen Gruppen auf. Eine solche Symptomgruppe wird als »Syndrom« bezeichnet. Syndrome sind in der Psychiatrie oftmals ausschlaggebend für die Wahl der Therapie. Denn sie bringen uns einen Schritt näher zur richtigen Diagnose. Das depressive Syndrom beispielsweise, bestehend aus gedrückter Stimmung, Antriebslosigkeit und dem Verlust von Freude und Interessen, weist stark auf eine depressive Episode hin. Es handelt sich aber weiterhin um einen Verdacht. Erfahren wir, dass dieses Syndrom erst seit dem heutigen Sonntagmorgen besteht, kann es sich – je nach den Geschehnissen des Vorabends – immer noch um einen Kater oder um Liebeskummer handeln.

Was ist eine Krankheit? Es gibt keine allgemeingültige Definition von Krankheit. Für manche ist der Krankheitsbegriff dann angebracht, wenn für ein Syndrom in Bezug auf Ursache, Krankheitsverlauf, Behandlungsstrategie und Prognose Einheitlichkeit herrscht.[1] Für Erkrankungen wie einen Schnupfen durch eine Rhinovirus-Infektion sind diese Kriterien erfüllt. Bei vielen psychischen »Erkrankungen«, wie man eigentlich nach dieser Definition nicht sagen darf, ist es schon schwieriger, alle Kriterien zu erfüllen. Man kann kritisch hinterfragen, ob eine Depression wirklich die Kriterien für eine Erkrankung erfüllt. Denn wir wissen, dass es sich bei dem Begriff auch nach ausführlicher Ursachensuche um ein Sammelbecken handelt, in dem sich ganz verschiedene Formen von Depression befinden, die ganz verschiedene Ursachen haben.

Was ist eine Störung? Anders als im Krankheitsbegriff stecken im Störungsbegriff keine Informationen über die Entstehung der Störung. In der Psychiatrie und Psychotherapie wird gegenwärtig der Störungsbegriff bevorzugt verwendet. Zum Teil wird zwischen primären und sekundären Störungen unterschieden, um Störungen mit erkennbarer Ursache von solchen ohne klar benennbare oder nachweisbare Ursache abzugrenzen.[2] Für manche Störungen gilt, dass sie innerhalb einer bestimmten Altersspanne beginnen (müssen). Das ist für die Diagnosestellung einer AD(H)S von entscheidender Bedeutung.

Das AD(H)S-Spektrum: Wo fängt »krank« an, wo hört »gesund« auf?

In der Psychiatrie gibt es Störungsbilder, die nicht scharf von Persönlichkeitsmustern zu trennen sind, sondern fließend von durchschnittlich über akzentuiert bis hin zu einer beeinträchtigenden Störung übergehen. Für die Diagnosestellung ist entscheidend, ob eine relevante Beeinträchtigung und Leidensdruck aus den Symptomen resultieren.

Stell dir ein Spektrum vor, das die folgende Gruppe von Eigenschaften abbildet: Links sind Menschen mit einem hohen Maß an Strukturiertheit, geringer Impulsivität (sie entscheiden überlegt und rational, vielleicht erscheinen sie dir »verkopft«), sie sind nicht so leicht aus der Ruhe zu bringen, können sich gut konzentrieren, arbeiten eine Sache nach der anderen ab und mögen ihren Alltag lieber gleichförmig und vorhersehbar. Auf der rechten Seite befinden sich Menschen mit einem sprunghaften Aufmerksamkeitsfokus, die sich ungern längere Zeit mit einer Sache aufhalten, erst recht nicht mit monotonen Tätigkeiten. Sie träumen viel, sind leicht ablenkbar und neigen zu einem chaotischen Arbeitsstil. Sie leiden eventuell unter körperlicher oder innerer Unruhe, reden und handeln schnell und unüberlegt und haben oft ausgeprägte Gefühlsschwankungen.

Jede von uns befindet sich auf diesem Spektrum, und abhängig von unserer Tagesform und den äußeren Umständen sind wir mal mehr, mal weniger angepasst. Es gibt viele Menschen, bei denen die eine oder andere Seite sichtbar überwiegt – was vollkommen unproblematisch ist. Die Eigenschaften sind Teil der Persönlichkeit mit all ihren Vor- und Nachteilen. Ab einer bestimmten Ausprägung kann es aber, vor allem wenn Konflikte mit den Anforderungen des persönlichen Umfeldes auftreten, erhebliche soziale und gesundheitliche Probleme geben. Unter diesen Umständen kann eine AD(H)S im Sinne einer krankheitswertigen und behandlungsbedürftigen Störung vorliegen.

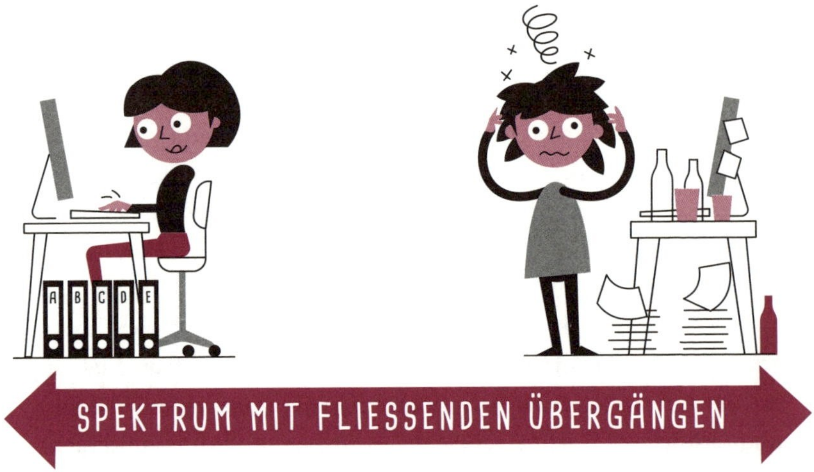

Wo vermutest du dich in diesem Spektrum? Du kannst gerne auch mit deiner Familie oder deinen Freundinnen und Freunden darüber sprechen, denn manchmal liegen die Einschätzungen weit auseinander.

AD(H)S: Eine Entwicklungsstörung

Entwicklungsstörungen beginnen früh im Leben. Zu ihnen zählen neben AD(H)S beispielsweise Autismusspektrumstörungen und Lernstörungen wie die Lese-Rechtschreib-Schwäche. Für AD(H)S wurde das sogenannte Erstmanifestationsalter, also das Alter, in dem die Probleme beginnen, auf spätestens das zwölfte Lebensjahr festgelegt. Da sich Kinder unterschiedlich schnell entwickeln und ADH-Verhaltensweisen bei ihnen Teil der Entwicklung sein können, wurde das Erstmanifestationsalter vor einigen Jahren von sieben auf zwölf Jahre heraufgesetzt. Das heißt aber nicht, dass die Symptome sich erst im Alter von zwölf Jahren bemerkbar machen.

Es bedeutet vielmehr, dass eine AD(H)S nicht im Erwachsenenalter beginnen kann. Allerdings kann sie im Kindesalter nicht diagnostiziert worden sein und/oder bis ins Erwachsenenalter fortbestehen.

Welche Symptome gehen mit AD(H)S einher?

Um einen Überblick über die typischen AD(H)S-Symptome zu bekommen, eignet sich die folgende Darstellung – ein bisschen chaotisch und gut für Menschen, die nicht so gerne lange Texte lesen:

Unter den drei Hauptsymptomen – Aufmerksamkeitsdefizit, Impulsivität, Hyperaktivität – sind mögliche Verhaltensweisen aufgelistet. Manche lassen sich nicht eindeutig nur einem Hauptsymptom zuordnen. Symptome aus den Bereichen Denken, Aktivität, Impulsivität und Affekt (die Stimmung betreffend) zeichnen eine AD(H)S aus. Im Laufe des Lebens kann sich der Schwerpunkt der Symptomatik wandeln. Im Folgenden beschreiben wir, wie sich die einzelnen Symptomfelder bemerkbar machen.

Aufmerksamkeitsdefizit

Der Begriff Aufmerksamkeitsdefizit legt einen anhaltenden Mangel an Aufmerksamkeit nahe und ist eines der Kernsymptome einer AD(H)S. Von den Betroffenen wird ihre Aufmerksamkeitsspanne häufig als normal empfunden, schließlich kennen sie es nicht anders. Sie werden nicht etwa sagen: »Hallo Frau Doktor/Lehrerin/Mutter, ich habe seit jeher ein Aufmerksamkeitsdefizit!« Hinweise auf ein Aufmerksamkeitsdefizit müssen daher aktiv erfragt werden.

Was war doch gleich das Problem von Hanns Guck-in-die-Luft? Richtig, er war nicht bei der Sache. Er war mit den Gedanken of-

AUFMERKSAMKEITS-DEFIZIT

IMPULSIVITÄT

HYPERAKTIVITÄT

NICHT WARTEN KÖNNEN

»VERGESSEN«

GEDANKENRASEN

ABLENKBARKEIT

KONFLIKTE UND GEWALT

ZAPPELN

TRÄUMEN

GELDPROBLEME

ARBEITEN NICHT BEENDEN

UNTERSTIMULATION

LANGEWEILE

VERMEIDEN UND AUFSCHIEBEN

»SENSATION SEEKING«

DESORGANISIERTHEIT

UNFÄLLE

CHAOS

EMOTIONALE INSTABILITÄT

PRODUKTIVITÄT

DETAILFOKUS

DINGE VERLIEREN

SPORTLICH SEIN

VERZETTELN

BEGEISTERUNGSFÄHIGKEIT

HILFSBEREITSCHAFT

REAKTIONSGESCHWINDIGKEIT

KREATIVITÄT

EXZESSIVES REDEN

NICHT STILL SITZEN KÖNNEN

HYPERFOKUSSIEREN

SPONTANITÄT

ALKOHOL- UND DROGENEXZESSE

ANDEREN INS WORT FALLEN

ANDAUERNDE INNERE UNRUHE

fensichtlich ganz woanders, jedenfalls nicht bei seiner Spazierstrecke. Vielleicht hat er in Gedanken gerade das Mädchen mit den Zündhölzchen heldenhaft aus den Flammen gerettet oder überlegt, ob man mit einem Regenschirm fliegen kann. Verträumtheit ist ein wesentliches Merkmal des Aufmerksamkeitsdefizits. Und anders als dieser Hanns suggeriert, sind davon bei Weitem nicht nur Jungen und Männer betroffen, sondern auch Frauen und Mädchen.

Ein Mangel an Aufmerksamkeit allein erfasst die Eigenschaften einer AD(H)S jedoch nicht vollständig. Die Aufmerksamkeit ist bei den Betroffenen zudem stärker interessenabhängig. In manchen Situationen kann es zu einer sogenannten Hyperfokussierung kommen: einer stark ausgeprägte Konzentration auf eine Sache, auch über einen längeren Zeitraum hinweg, unter Ausblenden von Außenreizen – wie in einem Tunnel oder mit Scheuklappen. Erfahrungsgemäß ist danach große Erschöpfung angesagt. Die Aufmerksamkeit unterliegt bei Menschen mit AD(H)S ausgeprägten Schwankungen. So kann sich ein Mädchen an einem Tag zum Beispiel ganz gut auf das Lernen für die bevorstehende Klassenarbeit konzentrieren, am nächsten Tag gelingt ihr das überhaupt nicht.

Langweilige, monotone – und deshalb für Menschen mit AD(H)S besonders anstrengende – Tätigkeiten ohne Neuigkeitswert werden nach Möglichkeit gar nicht erst begonnen. So kommt es zu einer ausgeprägten »Aufschieberitis« von Aufgaben, auch Prokrastination genannt. Dazu können Hausaufgaben zählen, bei Erwachsenen aber auch das Ausfüllen der Steuererklärung oder anderer Formulare. Um Langeweile zu vermeiden, werden außerdem Aufgaben begonnen, aber nicht zu Ende gebracht. In anderen Fällen wird hastig und unsorgfältig gearbeitet, um möglichst schnell fertig zu werden, was eine hohe Zahl an Flüchtigkeitsfehlern zur Folge hat. Nicht selten erfolgt eine AD(H)S-Diagnose im Erwachsenenalter nach einer desaströsen Steuerprüfung aufgrund einer solchen Arbeitsweise.

Unterstimulation ist ein weiteres Stichwort, das im Zusammenhang mit Langeweile von Bedeutung ist. Betroffene neigen dazu, mehrere Dinge gleichzeitig zu tun, um sich ausreichend zu stimulieren und präsent zu bleiben: zum Beispiel bei den Hausaufgaben fernzusehen. Während das die meisten Menschen ablenkt, kann diese Gleichzeitigkeit bei AD(H)S eine Hilfe sein.

Leichte Ablenkbarkeit ist ein weiteres Merkmal des Aufmerksamkeitsdefizits. Die Aufmerksamkeit von Frauen und Mädchen mit AD(H)S springt vorzugsweise dahin, wo es etwas Neues zu sehen oder zu hören gibt. Sie suchen nach »Kicks«, und ihr Gehirn braucht es, »dass was geht«. Freundlich ausgedrückt ist die Aufmerksamkeit von Frauen und Mädchen mit AD(H)S flexibel, weniger freundlich würde man sie als »flüchtig« und unstet bezeichnen. Interessanterweise begünstigt diese sprunghafte Aufmerksamkeit eine besondere Detailwahrnehmung. Der Fokus der Aufmerksamkeit springt, die Spanne der Aufmerksamkeit ist verkürzt. Viele Betroffene bezeichnen sich in erster Linie als »vergesslich«. Tatsächlich gibt es Hinweise auf ein reduziertes Arbeitsgedächtnis bei Menschen mit AD(H)S. Aber natürlich kann man sich auch nicht merken, was man gar nicht erst mitbekommen hat.

Hyperaktivität

Stellvertretend für alle hyperaktiven Kinder hat der Zappel-Philipp im *Struwwelpeter* vorgemacht, wie die Umwelt auf Hyperaktivität reagiert: nicht cool. Er hat ordentlich auf den Deckel bekommen, nachdem er den Tisch samt Decke abgeräumt hat. Und man kann es den Eltern nicht einmal verübeln, dass sie wütend und genervt reagiert haben. Es scheint schließlich nicht das erste Mal gewesen zu sein. Lernt der Junge denn nie dazu? Viele Kinder haben ab und an »ihre fünf Minuten«, in denen sie nicht zur Ruhe kommen. Bei AD(H)S ist der Zustand – zum Leidwesen der Betroffenen und des Umfeldes – von anhaltender Dauer. Kinder, die in der Schule stören, kippeln, plappern und herumhampeln, werden unter Umständen zu Erwachsenen, die nicht zur Ruhe kommen, Downhill fahren, sich prügeln, Drogen und Medikamente missbrauchen. Oder im günstigeren Fall am Wochenende um fünf Uhr morgens aufstehen, um Berge zu besteigen, Radtouren zu machen oder 200 Gläser Gelee zu kochen. Die Betroffenen können nicht still sitzen, zappeln mit Händen und Füßen und haben ein andauerndes inneres Gefühl des Angetriebenseins – immer unter Strom eben. Letzteres ist bei vielen Frauen und Mädchen ein ständiger Begleiter. Für sie ist Hyperaktivität problematischer als für Jungen und Männer, weil sie bei ihnen im Kontrast zur vorherrschenden Rollenerwartung steht: »Jungs sind eben wild. Mädchen sind brav und ruhig.«

Hyperaktivität ist zugleich das AD(H)S-Symptom, das wahrscheinlich am deutlichsten nach außen hin sichtbar ist, wobei Frauen und Mädchen häufiger als Jungen und Männer von einer vorwiegend inneren Unruhe berichten. Die Hyperaktivität bildet sich mehr als andere AD(H)S-Symptome mit zunehmendem Alter zurück. Trotzdem verschwindet sie nicht unbedingt im Verlauf des Lebens. Sie kann sich verändern und auch bei vormals nach außen hin sichtbar hyperaktiven Mädchen im Inneren als Gefühl der Rastlosigkeit fortbestehen. Viele Frauen und Mädchen berichten von Schlafstörungen, weil sie abends nicht zur Ruhe kommen. Das Gefährliche an dieser Form der ständigen inneren Unruhe ist, dass sie oft mit diversen Mitteln bekämpft wird. Häufige Lösungsansätze sind Alkohol und Cannabis, nicht selten mit der Folge einer Abhängigkeitserkrankung.

Impulsivität

Impulsivität ist erfahrungsgemäß eines der weniger intuitiv verständlichen Symptome. Gemeint sind »wenig überlegtes« Handeln und überschießendes Reagieren. Teste deine Impulsivität zunächst anhand der folgenden Fragen.

Wie impulsiv bist du? Passiert es dir öfter, dass …

- ☐ du deine Kinder, deine Partnerin oder deinen Partner schneller anschreist, als du es eigentlich willst? Und auch ansonsten in Konflikten öfter mal »oben rausschießt«?
- ☐ du vom Einkaufen kommst und feststellst, dass du wieder Geld für Dinge ausgegeben hast, die du gar nicht brauchst, weil sie dich spontan angelacht haben? Und kann es sein, dass du das Geld dafür eigentlich gar nicht hast?
- ☐ du gesagt hast, was du gedacht hast, bevor du dir darüber im Klaren warst, wie deine Chefin oder dein Lehrer darauf reagiert?
- ☐ du – obwohl du das (ehrlich) nicht gut findest – auf dem Schulhof handgreiflich gegenüber dem zwei Köpfe größeren Muskelprotz wirst oder auch gegenüber deiner kleinen Schwester?
- ☐ du Punkte in Flensburg sammelst, weil dir im Straßenverkehr alles zu langsam geht?

- ☐ du dir zweimal Nachschlag holst, obwohl du genau weißt, dass du dich danach hundeelend fühlen wirst und weiter zunimmst?

- ☐ du deinen Job kündigst, weil wieder mal alle genervt haben? Obwohl du den Job eigentlich magst. Und keinen Plan B hast. Und Geld brauchst.

Du siehst das Muster: unüberlegte Handlungen, verminderte Kontrolle über die eigenen Impulse, teilweise leichtsinnige und riskante Aktionen. Das Fiese an der Impulsivität ist, dass es sich kurzfristig gut anfühlen kann, ihr nachzugeben. Impulsivität erlaubt es, schnell und kraftvoll aus dem Bauch heraus zu handeln. Manchmal ergeben sich dadurch einmalige Chancen, die weniger impulsiven Menschen entgehen, weil sie sich noch Gedanken machen. Allerdings kommt es immer wieder vor, dass die Konsequenzen von impulsiven Handlungen, die in dem Moment nicht bedacht werden, verheerend sind. Und auch wenn kein großer Schaden entstanden sein sollte – impulsive Handlungen führen häufig nicht zum gewünschten Ergebnis. Ihnen folgen nicht selten ausgeprägte Gefühle von Schuld und Scham, wenn sie im Gegensatz zu unseren inneren Werten und Zielen stehen.

Weitere Symptome

Darüber hinaus gibt es AD(H)S-Symptome, die sich teilweise aus den drei Hauptsymptomen ergeben beziehungsweise sich mit diesen überschneiden. Sie sind aber trotzdem für sich genommen erwähnenswert, um das vielschichtige Bild von AD(H)S angemessen abzubilden.

Emotionale Auffälligkeiten sind nicht selten Teil der AD(H)S-Symptomatik: Starke Gefühlsschwankungen, Gefühlsausbrüche und eine geringe Frustrationstoleranz sind typische Beispiele. Kleine Auslöser reichen dafür schon. Obwohl dieses Symptom nicht zu den Hauptsymptomen zählt, ist es bei Frauen und Mädchen mit AD(H)S häufig eines, das zu ihrem Leidensdruck wesentlich beiträgt. Zusammen mit der beschriebenen Impulsivität ist emotionale Instabilität eine potenziell toxische Mischung. Stressempfindlichkeit zählt ebenfalls zu diesem Bereich. Das Gemeine: Durch AD(H)S-Eigenschaften entsteht in vielen Fällen mehr Alltagsstress für die Betroffenen. Gleichzeitig weisen sie eine erhöhte Anfälligkeit für Stress auf – ein teuflischer Teufelskreis!

Desorganisiertheit ist ein weiteres AD(H)S-Symptom: Schwierigkeiten bei der Priorisierung und beim strukturierten Abarbeiten von Aufgaben. Das zeigt sich häufig darin, dass Betroffene nicht eine Aufgabe nach der anderen erledigen, sondern gleich mit mehreren Dingen beginnen, was meist im Chaos endet. Das ständige Verlieren von Alltagsgegenständen ist ebenfalls typisch. Termine werden vergessen. Und der Lebenslauf kann von vielen Wechseln und Abbrüchen geprägt sein. Desorganisiertheit kann bei nicht hyperaktiven Betroffenen aber auch wie ein Mangel an Antrieb erscheinen.[3]

Viele Betroffene klagen außerdem über eine hohe Empfindlichkeit gegenüber äußeren Reizen wie Geräuschen, Licht oder Berührungen. Im Extremfall kann es in sehr reizintensiven Umgebungen dazu kommen, dass sich Betroffene regelrecht »überflutet« fühlen.

ADHS und ADS – welchen Unterschied macht das H?

Die Verwendung der Begriffe ADHS und ADS sorgt gelegentlich für Verwirrung. Aus psychiatrischer Sicht handelt es sich um unterschiedliche Subtypen, also Untergruppen, eines Spektrums.

Im *Struwwelpeter* wurden die beiden wesentlichen AD(H)S-Subtypen bereits anschaulich beschrieben und ins Verderben geschickt: Zappel-Philipp und Hanns Guck-in-die-Luft. Der eine immer am Hampeln, unbelehrbar zappelig und hyperaktiv, der andere hoffnungslos verträumt. Beide männlich. Neben dem überwiegend hyperaktiven und dem überwiegend verträumten Subtyp gibt es noch einen kombinierten Subtyp, der aus beiden Bereichen Symptome aufweist – sozusagen eine »Zappel-Guck-in-die-Luft-Hanns-Petra«. Diese Gruppe macht mit etwa 80 Prozent den zahlenmäßig größten Teil der Betroffenen aus. Circa zehn Prozent zählen zum vorwiegend unaufmerksamen und zehn Prozent zum vorwiegend hyperaktiven Subtyp.[4]

Es ist also nur ein kleiner Teil der Betroffenen, dem das H für Hyperaktivität weitestgehend fehlt. ADS mag den Vorteil haben, dass man sich mit weniger Symptomen herumschlagen muss. Das Aufmerksamkeitsdefizit ist für sich genommen schon Herausforderung genug. Hyperaktivität ist außerdem das Symptom, das für die meiste direkte soziale Zurückweisung verantwortlich ist. Ein Nachteil ist aber sicherlich, dass ADS leichter übersehen werden kann. Wir wollen keinen Wettbewerb nach dem Motto »Wer ist schlimmer krank?« aus den Subtypen machen. Die Einteilung in früher zwei und heute drei Subtypen stellt ohnehin eine grobe Vereinfachung der viel komplexeren Realität dar. Studien zeigen, dass je nach Herangehensweise eine andere Zahl an Subtypen gebildet werden kann. Zusätzlich machen die zahlreichen möglichen Begleiterkrankungen das Bild bunter. Für die Behandlung ist es unserer Erfahrung nach nicht entscheidend, welcher Subtyp vorliegt. Denn das Behandlungskonzept wird für jede Betroffene ohnehin individuell gestrickt. Wir haben uns der Einfachheit halber für die Schreibweise AD(H)S entschieden, mit der in diesem Buch alle Subtypen gemeint sind.

Was AD(H)S nicht ist

Häufig wird der Begriff »Aufmerksamkeitsdefizitsyndrom« umgangssprachlich verwendet, um Menschen zu beschreiben, die ein besonders hohes Bedürfnis nach Aufmerksamkeit haben. Dann wird so etwas gesagt wie: »Sie muss immer im Mittelpunkt stehen, sie hat echt ein Aufmerksamkeitsdefizitsyndrom!« Das hat aber überhaupt nichts mit AD(H)S zu tun. Es handelt sich um eine missverständliche Verwendung des Begriffs. Uns ist jedenfalls kein Syndrom mit diesem Namen bekannt, das zu aufmerksamkeitsheischendem Verhalten führt, weil man zu wenig Aufmerksamkeit bekommt.

»Story of My Life ...« – Hinweise auf AD(H)S in deinem Lebenslauf

Neben der reinen Ausprägung der Symptome ist entscheidend, welche Konsequenzen sie für den Alltag, das Berufs- und das Privatleben von Betroffenen haben. AD(H)S hinterlässt in den meisten Fällen typische Erfahrungsmuster.

Verläuft dein Leben vielleicht so?

- ☐ Du verlierst immer wieder deinen Job und/oder hast in der Schule Probleme, weil du Sachen vergisst, Leichtsinnsfehler machst, Aufgaben oder wichtige Informationen nicht mitbekommst. In der Schule hast du häufiger Verweise erhalten und musstest daraufhin die Schule wechseln. Oder du bist sitzen geblieben.

☐ Du hast die eine oder andere Ausbildung angefangen, aber keine beendet.

☐ Du hast auf der Realschule bessere Ergebnisse erzielt als vorher auf der Förderschule. Und alle haben sich gewundert.

☐ Du wechselst deine Jobs, Vereine, die Schule, Freundinnen und Freunde, weil es ständig zwischenmenschlich »kracht« oder dir zu langweilig wird.

☐ Du bist wiederholt in der Notaufnahme gelandet, weil du einen Hang zu riskanten Manövern hast.

☐ Du hast dir so fest vorgenommen, nicht so chaotisch wie deine Mutter zu werden. Inzwischen empfängst du aber selbst niemanden mehr in deiner Wohnung.

☐ Du hast alle deine Praktikumsplätze in letzter Minute und ziemlich wahllos ergattert und das auch nur, weil du in dem Moment zu Bestform aufgelaufen bist. Und vielleicht auch weil du jeden und jede kennst.

☐ Mitschülerinnen und Familienmitglieder wenden sich genervt von dir ab, weil du Unruhe stiftest, zu laut bist oder anderweitig »störst«.

Wenn solche Dinge in deinem Leben nicht nur ab und zu, sondern ständig passieren – und auch schon immer so passiert sind –, dann können wir festhalten, dass du dich mit deinen Merkmalen sehr weit auf der AD(H)S-Seite unserer Glockenkurve befindest.

Wenn diese Erfahrungsmuster den Lebenslauf bestimmen und nicht nur zu Beeinträchtigungen in der Schule oder im Berufs- und Privatleben führen, sondern auch mit erheblichem Leidensdruck verbunden sind, dann liegt die Diagnose AD(H)S nahe. Wichtig zu bedenken ist aber, dass diese Erfahrungen nicht ausschließlich durch AD(H)S bedingt sein müssen. Es bedarf einer ärztlichen oder psychologischen Einschätzung, um herauszufinden, was im Einzelfall die Ursache ist und ob eine AD(H)S vorliegt.

Es gibt zwei große Diagnosesysteme in der Psychiatrie: Das internationale System namens *Diagnostic and Statistical Manual of Mental Disorders* (DSM) wird von der Amerikanischen psychiatrischen Gesellschaft herausgegeben und behandelt, wie der Name schon vermuten lässt, nur psychische Störungen. Es wird international in der Forschung verwendet. Die Diagnosen, die deine Ärztin in der Praxis oder Klinik stellt, werden jedoch nach der Internationalen statistischen Klassifikation der Krankheiten und verwandter Gesundheitsprobleme (ICD) verschlüsselt, die von der Weltgesundheitsorganisation herausgegeben wird. Die ICD umfasst alle körperlichen und psychischen Störungen, die du dir vorstellen kannst. Hinter den Abkürzungen DSM und ICD stehen Zahlen, die die Version anzeigen.

Dass Frauen und Mädchen mit AD(H)S sich von Männern und Jungen unterscheiden, ist erst spät zum Forschungsgegenstand geworden. Während vereinzelte erste Veröffentlichungen bereits ab 1985 auf wesentliche Unterschiede von Mädchen und Jungen mit AD(H)S hinwiesen,[5] sind Mädchen mit AD(H)S erst ab den 2000er-Jahren als eigenständige Gruppe eingehender untersucht worden. Die Diagnosekriterien berücksichtigen bislang nicht die Unterschiede zwischen Mädchen und Jungen bzw. Frauen und Männern.

In der aktuell verwendeten ICD-10 ist keine Diagnose namens AD(H)S zu finden. Dort ist sie als »einfache Aktivitäts- und Aufmerksamkeitsstörung« aufgeführt. In der zukünftigen Auflage (ICD-11) wird AD(H)S als »Aufmerksamkeits- und Hyperaktivitätsstörung« angegeben. Die aktuellen Diagnosekriterien des DSM-5 enthalten erstmals erwachsenenspezifische Formulierungen. In der folgenden Tabelle sind die Diagnosekriterien nach DSM-5 aufgelistet. Ab einem Alter von 17 Jahren müssen für die Diagnosestellung nicht mehr sechs Kriterien zutreffen, sondern nur noch fünf.

Domäne Unaufmerksamkeit (9 Kriterien)	**Domäne Überaktivität und Impulsivität** (9 Kriterien)
Sorgfaltsfehler	zappelt mit Händen und Füßen
Ausdauerprobleme	kann nicht lange sitzen bleiben
scheint nicht zuzuhören	fühlt sich unruhig
schließt Aufgaben nicht ab	kann nicht leise sein
Organisationsprobleme	immer in Bewegung, wie aufgezogen
vermeidet Aufgaben mit langer Aufmerksamkeitsbelastung	exzessives Reden
verliert Sachen	kann nicht abwarten, bis andere ausgesprochen haben
leicht ablenkbar	ungeduldig, kann nicht warten
vergesslich	stört andere in ihrer Beschäftigung

Wie entsteht AD(H)S eigentlich?

Aus Zwillingsstudien wissen wir, dass AD(H)S im Vergleich zu anderen psychischen Störungen eine sehr ausgeprägte genetische Komponente besitzt. Zusätzlich stehen verschiedene Umweltfaktoren rund um Schwangerschaft, Geburt und frühe Kindheit zur Diskussion, von denen man annimmt, dass sie AD(H)S begünstigen. Dabei ist es nicht einfach, die Ursache-Wirkung-Beziehung eindeutig zu klären. Beispielsweise kann Rauchen in der Schwangerschaft, das statistisch gesehen das Risiko einer späteren AD(H)S des ungeborenen Kindes erhöht, gleichzeitig eine Folge einer mütterlichen AD(H)S sein. Wenn ich impulsiv bin, gestaltet es sich schwieriger, mit dem Rauchen aufzuhören. Weitere Faktoren, die diskutiert werden, sind frühe Infektionserkrankungen, die Einnahme von Medikamenten oder Drogen in der Schwangerschaft, Geburtskomplikationen, ein niedriges Geburtsgewicht und viele mehr.

Hirnstrukturen und Loops

Ob mit AD(H)S eine Veränderung der Hirnstrukturen einhergeht, wird untersucht. Es ist derzeit zwar nicht möglich, bei einzelnen Personen anhand einer bildgebenden Untersuchung des Gehirns auf das Vorhandensein von AD(H)S zu schließen. In großen Gruppen von Betroffenen wurden jedoch Unterschiede im Gehirnvolumen und im Volumen verschiedener Hirnregionen zwischen Versuchspersonen mit AD(H)S und Versuchspersonen ohne AD(H)S – insbesondere im Kindesalter – ausgemacht. In bestimmten Hirnbereichen scheinen Strukturen verändert zu sein, wobei sich im Verlauf des Erwachsenwerdens ein Nachreifungsprozess abspielt. In dessen Folge weichen die Gehirnstrukturen von Erwachsenen mit AD(H)S oft kaum von den Gehirnstrukturen von Erwachsenen ohne AD(H)S ab.

Unser Gehirn ist stark vernetzt. Für wichtige Funktionen wurden bereits sogenannte Loops oder Schleifen identifiziert, also Nervenautobahnen, die verschiedene Hirnregionen verbinden, um komplexe Vorgänge, wie zum Beispiel die Regulation unserer Emotionen, zu steuern. Da bei AD(H)S viele verschiedene komplexe Funktionen betroffen sind, ist es nicht möglich, AD(H)S an einer einzigen Stelle im Gehirn zu lokalisieren.

Neurotransmitter

Schon im Jahr 1937 bemerkte ein Herr Bradley, dass sogenannte Stimulanzien, auf die wir später noch zu sprechen kommen, die Symptome von AD(H)S deutlich reduzieren.[6] Es war auch bekannt, dass Stimulanzien auf den Dopamin- und Noradrenalinhaushalt einwirken. Daraus folgte die Vermutung, dass AD(H)S etwas mit den Neurotransmittern Dopamin und Noradrenalin zu tun hat.

Später ließ sich diese Hypothese durch Einzelphotonen-Emissionscomputertomografie (kurz: SPECT) bestätigen. Mithilfe von SPECT-Untersuchungen können Neurotransmitterrezeptoren sichtbar gemacht werden, die Schlüsse über den Neurotransmitterstoffwechsel zulassen. Man fand auf diese Weise bei AD(H)S eine verminderte Dopaminkonzentration im synaptischen Spalt. Das ist der Raum zwischen zwei Synapsen, also den Fortsätzen von Nervenzellen, mit denen die Kommunikation von Nerven durch die Ausschüttung von Neurotransmittern erfolgt. Und jetzt kommt's: Die Dopaminkonzentration normalisierte sich bei AD(H)S-Patientinnen unter Einfluss des Stimulans Methylphenidat, auch bekannt als »Ritalin«, des Wirkstoffs, der bis heute als einer der wirksamsten gegen AD(H)S gilt. Die Bedeutung von Dopamin bei AD(H)S kann somit als belegt gelten. Außerdem lässt sich so erklären, wieso AD(H)S-Medikamente wirken: Sie normalisieren den Dopaminmangel.

Noradrenalin, ein weiterer Neurotransmitter, ist wichtig für Wachheit und Reaktionsbereitschaft. Auf das Noradrenalinsystem Einfluss nehmende Medikamente besitzen eine gewisse Wirksamkeit auf AD(H)S-Symptome. Noch ist aber nicht ganz klar, welche Rolle das Serotonin einnimmt. Nach dem aktuellen Stand der Forschung kann zumindest von einer indirekten Wirkung von Serotonin auf AD(H)S-Symptome ausgegangen werden.

Weibliche Sexualhormone und AD(H)S

Der Einfluss von Sexualhormonen auf die Ausprägung von AD(H)S-Symptomen ist Gegenstand wissenschaftlicher Studien und noch lange nicht abschließend geklärt.[7] Das weibliche Sexualhormon Östrogen zum Beispiel beeinflusst nach aktuellem Stand dopaminabhängige kognitiven Funktionen[8] – also auch AD(H)S-Symptome. Erfahrungsberichte aus unserer Arbeit mit Patientinnen weisen ebenfalls darauf hin, dass Sexualhormone zu verschiedenen Zeitpunkten im Leben von Frauen und Mädchen einen Einfluss auf die Ausprägung der Symptome haben (siehe auch *Kapitel 3*).

Dass starke Gefühlsschwankungen Teil einer AD(H)S-Symptomatik sein können, hast du bereits erfahren. In der Woche vor dem Einsetzen der Monatsblutung leiden einige Frauen unter Stimmungsveränderungen. Das prämenstruelle Syndrom (kurz: PMS) kann mit depressiver Verstimmung, Reizbarkeit, Wutausbrüchen, Ängsten, Erschöpfung und erhöhter Empfindlichkeit gegenüber äußeren Reizen einhergehen. Frauen und Mädchen mit AD(H)S leiden in diesem Zeitraum zudem oft an einer Verstärkung ihrer kognitiven Symptome. Außerdem treten ausgeprägte PMS-Gefühlsschwankungen bei ihnen besonders häufig auf. Durch diese Schwankungen kann die Diagnose – je nach Untersuchungszeitpunkt – unterschiedlich ausfallen.

Auch Frauen ohne AD(H)S klagen vielfach über Konzentrations- und Gedächtnisprobleme in der Schwangerschaft und in der Stillzeit. Ein Zusammenhang mit einem bestimmten Sexualhormon konnte wissenschaftlich bislang nicht belegt werden und es wird aufgrund der nicht eindeutigen Studienergebnisse davon ausgegangen, dass die Beschwerden mild ausgeprägt sind und nicht von allen schwangeren Frauen gleichermaßen erlebt werden. Frauen mit bestehender AD(H)S hingegen stellen möglicherweise eine Subgruppe dar, deren Symptome sich in der Schwangerschaft deutlich verschlechtern.[9] Interessanterweise wird auch das Gegenteil berichtet: Manche Frauen mit AD(H)S fühlen sich in der Schwangerschaft und in der Stillzeit nahezu »geheilt« von ihrer AD(H)S und werden erst nach dem Abstillen wieder mit den altbekannten Symptomen konfrontiert. Die genauen Zusammenhänge werden weiterhin erforscht.

Ebenso spannend und noch wenig erforscht sind die Veränderungen, die sich mit Einsetzen der Menopause und den damit verbundenen hormonellen Umstellungen bei Frauen mit AD(H)S ergeben. Einzelfallstudien weisen nach bisheriger Kenntnis auf eine mögliche Verschlechterung der Symptomatik in dieser Altersgruppe hin.

Haben wir jetzt alle AD(H)S?

Soziale Medien, die ständige Erreichbarkeit und die unzähligen Möglichkeiten der Ablenkung spielen Konzentrationsschwierigkeiten natürlich in die Karten. Auch Menschen ohne AD(H)S werden dadurch mehr abgelenkt und können den Fokus schnell verlieren. Selbst der Schnitt in Filmen ist über die Jahrzehnte immer wilder geworden, damit wir uns bloß nicht langweilen. Freie Minuten werden mit dem Checken von E-Mails oder Nachrichten gefüllt. Und wer liest denn bitte schön den ganzen Nachrichtentext zu Ende?

Es ist allerdings nicht so, dass AD(H)S seit der Erfindung des Fernsehens, des Internets oder zuletzt des Smartphones zugenommen hätte. Menschen mit AD(H)S bräuchten diese Form der Ablenkung nicht unbedingt, sie wären auch ohne Facebook und Co. schnell abgelenkt. Natürlich ist eine solche Umgebung aber auch für sie nicht besonders konzentrationsfördernd. Man könnte meinen, dass durch die Zerstreutheit der Allgemeinbevölkerung eine AD(H)S in der heutigen Zeit weniger auffallen müsste. Doch unsere Welt, womit wir unseren begrenzten westlichen, genauer gesagt deutschen Kulturkreis meinen, ist alles andere als AD(H)S-freundlich. Menschen mit AD(H)S haben große Schwierigkeiten, die gesellschaftlichen Anforderungen zu bewältigen, beginnend in der Schule mit Fortsetzung in Ausbildung und Beruf. Für Frauen wird es oftmals dann richtig kniffelig, wenn sie Kinder bekommen.

Wir wissen, dass beim Durchlesen von AD(H)S-Symptomen aufgrund des fließenden Übergangs von geringer bis hoher Ausprägung schnell der Eindruck entstehen kann, man leide selbst unter einer AD(H)S. Die meisten Menschen werden sich an der einen oder anderen Stelle dieses Buches wiedererkennen. Aber wir möchten betonen, dass selbstverständlich nicht *alle* AD(H)S haben. Wie wir in diesem Kapitel gesehen haben, ist es wichtig, genau hinzuschauen.

Kapitel 2
Weniger auffällig, weniger schlimm? – Warum AD(H)S bei Frauen und Mädchen häufig unbemerkt bleibt

Etwa fünf Prozent aller Kinder in Deutschland sind nach derzeitigem Kenntnisstand von AD(H)S betroffen. Zu diesem Ergebnis kommen nationale und internationale Erhebungen. AD(H)S ist damit die am häufigsten diagnostizierte kinderpsychiatrische Störung.[1] Dabei werden mindestens zwei- bis dreimal so viele Jungen mit AD(H)S diagnostiziert wie Mädchen. Im Erwachsenenalter sind zwei bis vier Prozent betroffen, und das Verhältnis zwischen Männern und Frauen gleicht sich an: 1,6 zu 1.[2]

Frauen und Mädchen mit AD(H)S sind also in der Minderheit. Darüber hinaus ist unser Bild von AD(H)S ein männliches, wie wir im vorherigen Kapitel an Hanns Guck-in-die-Luft und Konsorten gesehen haben. Das zündelnde Paulinchen, dessen Tod lediglich von zwei Katzen beweint wird, ist vermutlich nur wenigen im Gedächtnis geblieben. Allerdings scheinen Frauen »aufzuholen« und häufiger als Männer erst im Erwachsenenalter diagnostiziert zu werden.

Woran liegt das? Sind Frauen und Mädchen wirklich seltener von AD(H)S betroffen oder wird bei Mädchen nur seltener eine Diagnose gestellt? Werden sie übersehen oder wird bei ihnen die Schwere der AD(H)S unterschätzt? Forscherinnen und Forscher aus dem Bereich der Gendermedizin gehen diesen Fragen nach. Sie haben Hypothesen entwickelt, die erklären können, warum sich das Geschlechterverhältnis bei AD(H)S im Laufe des Lebens verändert.

Die Gendermedizin ist eine moderne Entwicklung, die bislang zu wenig Beachtung erfährt. Bis auf sehr wenige Ausnahmen ist es in der Medizin nicht üblich, in Diagnostik oder Behandlung zwischen den Geschlechtern zu unterscheiden. »Frauenmedizin« oder »Männermedizin« bezieht sich fast ausschließlich auf Probleme mit den Reproduktionsorganen und Sexualhormonen. Dabei wächst die wissenschaftliche Evidenz für geschlechtsspezifische Unterschiede, beispielsweise in der klinischen Präsentation von Erkrankungen und der Wirksamkeit von Behandlungen. Neben hormonellen Unterschieden sind verschiedene Ausstattungen mit Enzymen, die Medikamente aktivieren können und/oder beim Abbau beteiligt sind, unterschiedliche Körperfettanteile, die zu veränderter Verteilung und Ausscheidung von Medikamenten führen können, wesentliche Ursachen für medizinische Unterschiede zwischen Männern und Frauen. Darüber hinaus haben auch besondere Anforderungen und Belastungen im sozialen Leben – manchmal spricht man in diesem Zusammenhang von psychosozialen Faktoren, also Faktoren, die sowohl psychische Prozesse als auch soziale Gegebenheiten mit einbeziehen bzw. von diesen bedingt werden – einen Einfluss auf die Gesundheit von Frauen.

In klinischen Studien sind Frauen jedoch bislang unterrepräsentiert. Es ist weniger kompliziert, klinische Studien mit Männern durchzuführen, da sie nicht schwanger werden können und die Ergebnisse nicht durch zyklusbedingte Hormonschwankungen verfälscht werden. Forscherinnen und Forscher, die sich mit Gendermedizin befassen, fordern, dass Frauen in klinischen Studien gleichermaßen Beachtung finden und die medizinische Lehre die Geschlechterunterschiede berücksichtigt.

Auch in der Psychiatrie gibt es im Hinblick darauf einiges nachzuholen. Schon allein die Diagnosekriterien für verschiedene Störungen scheinen nicht gleichermaßen für beide Geschlechter zuzutreffen. Ein bekannter werdendes Beispiel ist die »Männerdepression«. Es ist seit Langem bekannt, dass Depressionen häufiger bei Frauen diagnostiziert werden als bei Männern, und dafür gibt es verschiedene Gründe. Einer davon ist die unterschiedliche Präsentation depressiver Symptome bei Männern und Frauen. So tritt die Männerdepression nicht selten als eher unruhiges, getriebenes und gereiztes, manchmal sogar aggressives Verhalten hervor. Das sind Verhaltensweisen, die mit den Diagnosekriterien von anhaltend gedrückter Stimmung, Antriebslosigkeit und Freudlosigkeit nicht so richtig übereinstimmen wollen. Es ist demnach wichtig, solche Unterschiede zu untersuchen und die Erkenntnisse in die klinische Praxis einfließen zu lassen, damit auch diese depressiven Patienten richtig diagnostiziert und behandelt werden können.

Im Falle der Entwicklungsstörung AD(H)S ist das Geschlechterverhältnis – anders als bei der Depression – eher männerlastig. Doch mit zunehmendem Alter nähern sich Frauen und Männer, wie oben beschrieben, an. Es gibt hierfür ebenfalls verschiedene Erklärungsansätze. Sie berücksichtigen nicht nur klassifikatorische und psychosoziale Faktoren, sondern auch geschlechtsspezifische Kompensationsstrategien und Bewältigungsstile. Was es damit genau auf sich hat, erfährst du im Folgenden.

Gute Tage, schlechte Tage – Hormonschwankungen

AD(H)S ist eine genetisch festgelegte neurobiologische Erkrankung. Ungleichgewichte der Botenstoffe im Gehirn sind dafür verantwortlich, dass die Konzentrationsfähigkeit und die Aufmerksamkeitsspanne reduziert sind und dass Informationen im Gehirn nicht gradlinig von A nach B transportiert werden, sondern sich einen Weg durch den Dschungel im Gehirn bahnen müssen, wobei die eine oder andere Information verloren gehen kann. Das Gehirn von Menschen mit AD(H)S scheint anfälliger und irritierbarer zu sein, seine Leistungen unterliegen stärkeren Schwankungen. Diese Variabilität scheint bei der Regulation von Gefühlen, Gedanken und Verhaltensweisen eine entscheidende Rolle zu spielen.

Bei Frauen wirken zusätzlich zyklusbedingte Hormonschwankungen auf Stimmungen und Leistungsfähigkeit ein. Dadurch erscheinen die Schwankungen, was die Belastbarkeit im alltäglichen Funktionieren angeht, oft noch ausgeprägter als bei Männern mit AD(H)S. Aufgrund dieser temporären Schwankungen ist die Diagnosestellung bei Frauen erschwert (»Sie hat nur wieder ihr PMS«). Hormonelle Einflüsse werden für das insgesamt häufigere Auftreten von Entwicklungsstörungen bei Jungen mitverantwortlich gemacht. Bei Mädchen wird AD(H)S auch oft später diagnostiziert als bei Jungen, meist mit dem Beginn des Jugendalters, beim Übergang in die weiterführende Schule und mit dem Einsetzen der Pubertät. Von einigen Wissenschaftlerinnen und Wissenschaftlern wird das wiederum mit hormonellen Veränderungen in Zusammenhang gebracht.

Maßgeschneidert für Männer? – Die Diagnosekriterien

Die AD(H)S-Diagnosekriterien scheinen nicht für beide Geschlechter gleichermaßen zuzutreffen. Sie beschreiben am ehesten das Verhalten von hyperaktiven Jungen mit sogenannten expansiven-externalisierenden Verhaltensweisen. Das sind Verhaltensweisen, die sehr auffällig und »raumgreifend« sind, wie beispielsweise »über Tische und Bänke gehen« oder Temperamentsausbrüche mit Brüllen und Toben. Die im Verhalten oft weniger auffälligen Mädchen mit AD(H)S werden in den Diagnosekriterien weniger gut abgebildet. Natürlich gibt es auch Mädchen mit expansiven-externalisierenden Verhaltensweisen. Doch diese werden, wie wir noch sehen werden, bei Mädchen vielfach anders interpretiert als bei Jungen.

Mädchen scheinen häufiger am verträumten Subtyp ADS zu leiden und weisen in Studien im Vergleich zu Jungen insgesamt weniger AD(H)S-Symptome – und vor allem weniger hyperaktiv-impulsive Symptome – auf. Oft sind sie in ihren Familien von deutlich sichtbar betroffenen Brüdern und Vätern umgeben, was dazu führen kann, dass ihre Probleme im Vergleich mit dem »Zappel-Philipp der Familie« kaum als AD(H)S-bedingte Schwierigkeiten wahrgenommen werden (»Sie war immer die Ruhigste von allen!«). Auch in der Schule sind Mädchen im Vergleich mit als störend, laut oder auch oppositionell erlebten Jungen weniger sichtbar und gehen durch ihre Verträumtheit und Abwesenheit im Unterricht nicht selten einfach unter. Oft werden sie erst später auffällig – dann nicht selten mit Schulverweigerung, Trotz und oppositionellen Verhaltensweisen –, was dazu führt, dass die Auffälligkeiten vielfach nicht mehr einer AD(H)S, sondern der beginnenden Pubertät zugeordnet werden.

Auffällig unauffällig – Kompensation bei Frauen und Mädchen mit AD(H)S

Genderspezifisch ist auch der Umgang der Betroffenen mit den eigenen AD(H)S-Schwierigkeiten. Mädchen und Jungen, Frauen und Männer gehen unterschiedlich mit den typischen Problemen um, die durch ihre AD(H)S entstehen. Von Frauen und Mädchen wird erwartet, sich anzupassen, sozial verträglich aufzutreten, nicht zu sehr ihre Impulse und ihre Energie nach außen zu tragen. Aber wer verlangt das von ihnen? Unter Umständen niemand. Diese Rollenerwartung ist jedoch wie ein ungeschriebenes Gesetz in vielen Köpfen verankert.

Konzentrationsschwierigkeiten kompensieren Mädchen im Grundschulalter oft mit Interesse und Neugierde sowie der Bereitschaft, sich anzupassen und anzustrengen. Im Verlauf auftretende Schwierigkeiten verarbeiten sie häufiger »internal«. Das bedeutet, sie geben sich selbst die Schuld an den Problemen: »zu dumm«, »zu faul«, »Versagerin« – das sind typische Selbstzuschreibungen von Frauen und Mädchen mit AD(H)S. Nicht selten entwickeln sie das Gefühl, den Anforderungen und Erwartungen nicht gerecht zu werden und »nicht o. k.« zu sein. Aufgrund von Scham-, Schuld- und Versagensgefühlen entwickeln sie ausgeklügelte »Versteck- und Verdeck«-Mechanismen. Frauen und Mädchen nehmen oft sehr viel auf sich, damit sie nicht »auffliegen«. Sie nicken wissend, lächeln freundlich und sind in Gedanken ganz woanders. Sie fragen nicht nach, wenn sie die Antwort auf die Frage wieder einmal verpasst haben. Sie versuchen stattdessen, über Umwege an die fehlenden Informationen zu kommen, auch wenn das ein Vielfaches der Zeit beansprucht. Alles, damit nicht entdeckt wird, wie »dumm« sie sind.

Hinter der kompetenten Fassade wachsen Gefühle des Andersseins, das Gefühl, »nicht richtig« oder »zu viel«, »zu laut«, »zu gesellig«, »zu dominant« zu sein, das Gefühl, nicht zu genügen, und die Angst vor dem Scheitern. In ihrer Freizeit gehen diese Frauen und Mädchen mit ihrer Clique in die Disco, obwohl sie von der Geräuschkulisse überfordert sind, von den vielen Reizen Kopfschmerzen bekommen und sich unwohl fühlen, weil ihr Kopf übersprudelt. Sie tun so, als ob der Strandurlaub auf Ibiza ein Mordsspaß wäre und als ob es cool sei, zu chillen und abzuhängen, obwohl sie mit dem Leerlauf am Strand gar nichts anfangen können und ihre Stimmung so gar nicht zur Partylaune der anderen passt.

Das Gefühl, anders zu sein, sich anpassen und es den anderen recht machen zu müssen, führt zu Anspannung und kostet Energie. Eigene Bedürfnisse werden vernachlässigt, starke Impulse immer wieder unterdrückt. Diese inneren Verarbeitungsmechanismen führen zu Schwierigkeiten, das eigene innere Gleichgewicht zu halten, und auch zu Schwierigkeiten mit den Mitmenschen, die möglicherweise die aufgestaute Anspannung in Form von Temperamentsausbrüchen zu spüren bekommen. Viele erwachsene Frauen mit AD(H)S kommen in Behandlung, weil sie sich infolge des ständigen Kompensierens als überarbeitet und gestresst empfinden: Überforderung als Lebensgefühl.

All diese Mechanismen führen dazu, dass Frauen und Mädchen mit AD(H)S schwerer zu erkennen sind und sich auch selbst nur schwer als AD(H)S-Betroffene identifizieren können. Oft werden sie erst aufgrund anderer psychischer Probleme auffällig, die sich in der Folge entwickeln, beispielsweise Depressionen, Angst- oder Suchterkrankungen (siehe *Kapitel 6*). Sehr oft ist erst dieser Stress der Anlass, eine Psychotherapeutin oder einen Psychotherapeuten aufzusuchen.

Oder doch ein bisschen seltener? – Chromosomenschutz und langjährige Treue

Frauen und Mädchen haben eine andere Chromosomenausstattung als Jungen und Männer. Während Erstere mit zwei X-Chromosomen ausgestattet sind, haben Letztere ein X- und ein Y-Chromosom. Studien lassen vermuten, dass das zweite X-Chromosom der Mädchen einen gewissen Schutz vor Entwicklungsstörungen wie Autismus und AD(H)S bietet. So müssen bei Frauen und Mädchen mehr genetische Veränderungen und Umweltfaktoren zusammenkommen, damit sich eine Entwicklungsstörung ausbildet. Das »Female Protective Effect«-Modell ist ein Erklärungsansatz dafür, dass mehr Jungen als Mädchen von Entwicklungsstörungen betroffen sind.[3] Ein weiterer Aspekt, der diskutiert wird, ist die langsamere Gehirnentwicklung bei Jungen. Das Zeitfenster, in dem das kindliche Gehirn besonders empfindlich auf Verletzungen und Außenreize reagiert, ist bei Jungen länger geöffnet als bei Mädchen. Diese Tatsache könnte das Risiko für eine Entwicklungsstörung erhöhen.[4]

Eine andere Theorie, mit der Forscherinnen und Forscher zu erklären versuchen, weshalb sich die Häufigkeit von AD(H)S bei Jungen und Mädchen stärker unterscheidet als bei erwachsenen Männern und Frauen, sind unterschiedliche Persistenzraten. Gemeint ist damit die Anzahl der Personen, bei denen die Symptome in das Erwachsenenalter hinein fortbestehen. Eine höhere Persistenz bei Frauen könnte erklären, warum sich die Schere über die Lebensspanne zu schließen scheint. Eine Verschiebung des Geschlechterverhältnisses im Erwachsenenalter könnte also nicht nur daher rühren, dass Frauen später diagnostiziert werden, sondern auch daher, dass sie länger symptomatisch bleiben als Männer. Die AD(H)S bleibt ihnen sozusagen treu.

Es wird deutlich, dass die Frage, warum AD(H)S bei Frauen und Mädchen häufiger unbemerkt bleibt, weiter erforscht werden muss. Der Umstand, dass viele Mädchen mit AD(H)S »übersehen« werden und erst im Erwachsenenalter aufgrund von Folgeerkrankungen mit dem Gesundheitssystem in Kontakt kommen, ist problematisch. Denn bis zu diesem Zeitpunkt haben sie unzählige Erfahrungen des Scheiterns gemacht und zwischenmenschliche Ablehnung erlebt, weil sie und ihr Umfeld in Ermangelung einer anderen Erklärung ihre AD(H)S-bedingten Probleme als persönliches Defizit gedeutet haben. In der Folge entstehen oft tief sitzende ungünstige Grundannahmen, die durch eine frühzeitige Diagnosestellung und Behandlung hätten verhindert werden können.

Kapitel 3
AD(H)S bei Frauen und Mädchen – Eine Besonderheit, die das Leben prägt

Im Verlauf des Lebens zeigen sich AD(H)S-bedingte Besonderheiten in typischer Art und Weise und gleichzeitig bei jedem Mädchen und jeder Frau in individueller Ausprägung und Symptomkombination. Mit den typischen Problemen von Frauen und Mädchen mit AD(H)S, die die Anforderungen des Lebens mit sich bringen, beschäftigen wir uns in diesem Kapitel. Vielleicht erkennst du dich an der einen oder anderen Stelle wieder.

Kindesalter – Popo-Rutscher und Sonnenscheine

Die frühkindliche Entwicklung von Mädchen mit AD(H)S kann sehr unterschiedlich verlaufen. Einige Eltern berichten von einem sehr ruhigen ersten Jahr – ihre Töchter hätten es vermehrt »verschlafen«. Andere geben an, dass ihre Töchter schon von Geburt an Schwierigkeiten mit der Regulation der primären Bedürfnisse gehabt hätten, also zum Beispiel mit dem Essen und Schlafen. Bei der motorischen Entwicklung überspringen viele Kinder mit AD(H)S das Krabbeln, sind entweder ausgiebige »Popo-Rutscher« oder wollen extrem schnell die Welt erkunden. Sie ziehen sich schon vorzeitig an allem hoch, lernen überdurchschnittlich früh laufen und sind motorisch überaus geschickt und begabt. Häufig werden sie als »Sonnenscheine«, als strahlend, fröhlich und charmant beschrieben. Kleine »Chaosprinzessinen«[1] mit vielen sozialen Fertigkeiten. Andere Kinder sind von Anfang an sehr ängstlich und das Zuviel an Gefühlen ist ihnen deutlich anzusehen.

Auch unter den Mädchen mit AD(H)S gibt es solche mit starkem Bewegungsdrang und ausgeprägter motorischer Unruhe. Es fällt ihnen schwer, still sitzen zu bleiben. Sie müssen und wollen sich bewegen, klettern auf Bäume, sind draufgängerisch und verwegen. Früher hätten manche vielleicht gesagt: »An der ist ein Junge verloren gegangen.« Und auch wenn sie sich viel bewegen, sind sie unruhig und alles an ihnen ist in Bewegung: die Finger, die Beine, die Füße. Sie werden von der Umgebung häufig als »Zappelinchen« wahrgenommen. Darüber hinaus plappern sie unentwegt.

Die stärker ADS-lastigen Mädchen sind hingegen ruhig, langsam, umständlich, manche gemütlich bis hin zu phlegmatisch. Sie trödeln und träumen sich durch die Welt. Einige der verträumten Mädchen können auch unbeholfen und ungeschickt sein. Sie leben in ihren Welten und ihren Geschichten, sie schauen durch andere Menschen hindurch oder starren Löcher in die Luft, sind abwesend. Die Koordination der einzelnen Körperteile gelingt ihnen nur unbeholfen, es fehlt ihnen an Körperspannung.

Durch ihre ausgeprägte Neugierde und Abenteuerlust und dadurch, dass sie Situationen noch nicht richtig einschätzen können, sind auch Mädchen mit AD(H)S stärker unfallgefährdet. Sie begeistern sich schnell, klettern auf die höchsten Bäume und übersehen Gefahren. Es sieht von außen betrachtet so aus, als würden sie keine Angst kennen. Manchmal geraten sie in Schlägereien mit älteren Schülern, weil sie den Muskelprotz der Schule durch ihr freches Mundwerk, das schneller läuft, als das Gehirn denken kann, verärgert haben.

Einige Mädchen haben Schwierigkeiten, ihre körperlichen Kräfte richtig einzuteilen. Sie bewegen sich mit zu viel Spannung, es liegt zu viel Kraft in der Grobmotorik, beim Malen finden sich zum Beispiel eher Löcher als schöne Landschaften auf dem Blatt. Auch die feinmotorische Bewegungskoordination ist manchmal verzögert, einigen Mädchen bereiten das Malen und später das Schreiben große Mühe.

Auffällig bei Mädchen mit AD(H)S bereits ab dem Kleinkindalter ist die Schwierigkeit, bei einer Sache zu bleiben. Der Fokus der Aufmerksamkeit springt und verändert sich ständig – es sei denn, es handelt sich um das Lieblingsspielzeug, das Lieblingsbilderbuch oder die Lieblings-CD. Dann können sich Mädchen mit AD(H)S vollkommen vertiefen und abtauchen. Sie sehen und hören dann nichts anderes mehr. Und der Ruf der Mutter zum Essen verhallt ungehört. Auf dieses Hyperfokussieren reagiert die Umgebung oft verärgert, weil das »widerborstige« Mädchen »mal wieder« nicht hört.

Darüber hinaus haben Mädchen mit AD(H)S vielfach ein weniger umfangreiches Kurzzeit- und Arbeitsgedächtnis und eine geringere Aufmerksamkeitsspanne. Alles, was nicht besonders spannend ist und keinen Neuigkeitswert hat, wird vergessen. Und vieles wird verlegt oder geht verloren: der Teddy, die Mütze, der Turnbeutel. Es passiert nicht selten, dass Eltern das Lieblingskuscheltier lieber zweimal kaufen, als noch einmal ein »Kuscheltier-verloren-Drama« durchzustehen.

Viele Mädchen haben außerdem Konzentrationsschwierigkeiten bei Tätigkeiten mit fehlendem oder nicht ausreichendem Anreiz. Routinetätigkeiten wie Zähneputzen werden nur ungern gemacht, denn sie sind langweilig und monoton. Die Geduld wird auf die Probe gestellt, weil jede Sache, die man eine Weile macht, bekannt ist und keine Spannung mehr bietet. Erst will sie Klavier spielen, dann Schlagzeug, dann Bodenturnen, dann reiten.

»Ich will aber ...!« – Kleine und ganz große Dramen

Ab dem Kleinkindalter können – je nach Ausprägung der AD(H)S – Probleme in der Emotionsregulation bestehen: starke Gefühle in allen Lebenslagen und insbesondere beim Trotzen. Ungeduld, Ärger und Wut aus kleinstem Anlass, auch tiefe Betrübnis und lang andauerndes Weinen treten im Alltag häufig auf, aber ebenso überbordende Freude und Begeisterung. Mädchen mit AD(H)S sind oft stimmungslabil. Stimmungen wechseln in Sekundenschnelle und als direkte Reaktion auf eine Situation. Ihre Gefühle erleben sie intensiv und fühlen sich vielfach von diesen regelrecht »überflutet« – ein Tränensee kann die Folge sein.

In dieser Achterbahn fällt es schwer, die eigenen Gefühle zu regulieren und wieder auf eine aushaltbare Intensität herunterzufahren. Die Intensität bleibt länger im oberen Bereich und nimmt nur langsam ab. Ihre aktuelle Stimmung ist den Mädchen unmittelbar an der Mimik abzulesen: »Es ist mal wieder Drama angesagt.« Mädchen mit AD(H)S haben aber auch feine Antennen für ihre Umwelt. Sie nehmen die Stimmung ihrer Umgebung genau wahr. Oft werden sie von den Gefühlen anderer angesteckt und sind regelrechte Seismografen der Stimmung ihrer Eltern.

Hyperaktive Mädchen schleudern ihre Gefühle immerzu in die Welt hinaus, während die sozialen Anforderungen oft eine Unterdrückung dieser starken Gefühle fordern. Schreiattacken werden von der Umgebung selten toleriert und lösen unmittelbar wieder Ärger, Aggressionen und Wut aus. Aus solchen eskalierenden Situationen entstehen manchmal ungünstige Interaktionsstile zwischen Mädchen mit AD(H)S und ihren Eltern: Erziehungsmuster, die von Abwertung, Verzweiflung, Überforderung und Hilflosigkeit geprägt sind – oder sogar in Gewalt münden, weil die Eltern sich nicht mehr zu helfen wissen. So lernen AD(H)S-Mädchen im Verlauf ihres Lebens, dass sie eher akzeptiert werden, wenn sie »implodieren« anstatt zu »explodieren«. Oft werden diese Zustände der

Implosion von Betroffenen als unerträgliche innere Anspannung empfunden.

Gleichzeitig sind Mädchen mit AD(H)S auch Stehaufmädchen. Denn durch die hohe Ablenkbarkeit und Flüchtigkeit ihrer Gefühle sind Enttäuschungen und Konflikte schnell wieder vergessen und neue Dinge fesseln ihre Aufmerksamkeit.

Geschichten im Kopf

Viele Mädchen mit AD(H)S haben einen regen Geist, sie sprudeln über vor Geschichten und Einfällen und haben eine blühende Fantasie. Sie haben zahlreiche gute Ideen und brauchen nicht viel, um aus Alltagsgegenständen etwas zum Spielen zu fertigen. Ihr Gehirn braucht Beschäftigung, es will genährt und auf Trab gehalten werden. Geschieht das nicht und fangen die Mädchen an, sich zu langweilen, lassen sie sich etwas einfallen, um sich zu stimulieren – und das wird nicht selten von der Umwelt als »störend« und »provozierend«, manchmal als »frech«, fast immer als »Dummheit«, »Blödsinn« oder als Streich wahrgenommen.

Die Kehrseite dieses unruhigen Geistes ist, dass er nie Ruhe gibt. Die Mädchen haben Schwierigkeiten, runterzukommen, abzuschalten und abends einzuschlafen. Zudem kann sich bei den vielen Gedanken einfach ein »blöder« Gedanke festsetzen, der mit gerade zufällig gegebenen »blöden« Gefühlen zu Angstgedanken verschmilzt: War der Schatten einfach nur ein vorbeifahrendes Auto oder nicht doch ein Einbrecher? Kommt das Geräusch von den Nachbarn oben oder ist nicht doch ein Monster unter meinem Bett?

Quasselstrippen und Plappertaschen

Viele Mädchen mit AD(H)S sind »Quasselstrippen«. Jedem Gedanken, jedem Gefühl verleihen sie impulsiv sofort Ausdruck, ohne darüber nachzudenken. Typischerweise springen sie von einem zum nächsten Gedanken und können dabei nicht immer wahrnehmen, dass das »Plappern« zu viel ist. Sie sind dafür viel zu sehr mit der Erzählung beschäftigt. Dabei ist es als Zuhörende oft schwer oder auch unmöglich, der Erzählung zu folgen, da die Mädchen irgendwo anfangen und dann in der Erzählung vorwärts und rückwärts springen. Es fällt einigen Mädchen schwer, eines nach dem anderen zu berichten und damit Erlebtes für ihr Umfeld nachvollziehbar zu machen. Die Ungeduld ist oft immens und die Gedanken überschlagen sich während des Berichtens.

Hohes Gerechtigkeitsempfinden paart sich gelegentlich mit Schwierigkeiten, sich anzupassen. Erlebte Ungerechtigkeiten werden lautstark reklamiert und es kann zu Regelverstößen kommen. Denn der eigene Kopf will durchgesetzt werden. Mädchen mit AD(H)S diskutieren viel, was vom Gegenüber vielfach als ermüdend und anstrengend erlebt wird. Selbst- und Fremdeinschätzung klaffen nicht selten weit auseinander und die Integration in eine Gemeinschaft kann damit erschwert sein.

Aufgrund dieser Eigenschaften können Mädchen mit AD(H)S schon im Kindergarten kreativ und energisch den Rahmen sprengen und mit ihrer Impulsivität und Emotionalität die Erzieherinnen und Erzieher an ihre Grenzen bringen.

Schulalter – Immer wieder aus süßen Träumen gerissen

Mia, neun Jahre alt, hat die erste Klasse unter dem Tisch verbracht. Sie ist ein ängstliches Mädchen. Zu Hause erzählt sie viele Geschichten, erfindet detailreich Auftritte und Eigenschaften der Figuren, sie schreibt Gedichte und singt gerne. Im Unterricht konnte sie nur schwer folgen. Einerseits weil sie unter dem Tisch saß, andererseits weil sie abgelenkt war und lieber ihre Geschichten »im Kopf« weitererzählen wollte. Morgens hatte sie oft Stress, weil sie sich nicht von ihrer Mutter trennen wollte, um in die Schule zu gehen. Mia musste die erste Klasse wiederholen. Sie hatte große Ängste, die schulischen Anforderungen nicht zu bewältigen, und machte sich deswegen Sorgen. In vielen Situationen dachte sie: »Das schaffe ich nicht.« Sie hatte keine Lust mehr, in die Schule zu gehen, und war häufig traurig.

Mit dem Schulbeginn kommen auf Mädchen mit AD(H)S weitere Anforderungen zu, die schon Kinder ohne AD(H)S vor große Herausforderungen stellen. Sie sollen still sitzen – schwierig, wenn die motorische Unruhe biologische Ursachen hat. Sie sollen sich konzentrieren und Schritt für Schritt eins nach dem anderen lernen – schwierig, wenn eine impulsive, sprunghafte Wahrnehmung natürlicherweise gegeben ist. Sie müssen lernen, sich zu gedulden, dranzubleiben, zu automatisieren, monotone Tätigkeiten immer wieder zu machen und Frustrationen auszuhalten. Das sind für die Mädchen schwere Aufgaben, wenn sie mit hoher Emotionalität, Impulsivität sowie geringen Strukturierungs- und planerischen Fertigkeiten ausgestattet sind – und das Unterdrücken von Impulsen und störenden Gedanken und Gefühlen aufgrund der Intensität kaum möglich ist. Dann kann schon mal ein Buch durchs Klassenzimmer fliegen, wenn die Matheaufgabe einfach nicht flutscht oder das »a« sich widerspenstig zeigt und nicht auf die richtige Zeile passen will.

Viele unserer Patientinnen erzählen, dass sie schon in frühen Jahren von Eltern, Verwandten und Freunden als zu laut und zu vorwitzig bezeichnet wurden – und in der Schule als »Klassenclown«. Zum einen ist der Begriff wenig schmeichelhaft. Zum anderen denkt man fast automatisch an einen männlichen »Clown«, da ein entsprechendes Verhalten zu Mädchen und Frauen nicht zu passen scheint. Immer noch einen Einfall zu haben, alles kommentieren zu müssen, immer das letzte Wort zu haben führt vielleicht kurzfristig zu Lachern und witzigen Situationen, langfristig ist das Umfeld oft eher genervt und wendet sich ab.

Dass ab der Grundschule viel Selbstorganisation und Selbststeuerung gefragt ist, dazu Prioritätensetzung, Eigenverantwortung, Eigenmotivation, Selbstständigkeit und Belohnungsaufschub, bringt enorme Herausforderungen mit sich. Allein durch ihre Ablenkbarkeit haben Mädchen mit AD(H)S es schwerer, ihre Aufmerksamkeit zu steuern, und durch ihre Impulsivität, ihre Handlungen zu kontrollieren und bewusst zu planen. Die notwendige Selbstbeherrschung und Disziplin aufzubringen, um sich zum Lernen zu motivieren, Zeitvorgaben einzuhalten und eigenständig etwas zu erarbeiten gelingt Mädchen mit AD(H)S im Grundschulalter nur bedingt. Aufgrund der Konzentrationsprobleme benötigen sie mehr Wiederholungen, realisieren oft, dass sie sich den Schulstoff nicht gut merken können und trotz intensiven Lernens schlechtere Noten schreiben. Im Unterricht träumen sie oft weg, verlieren sich in ihren Gedanken und ihrer lebhaften und fantasievollen Innenwelt, die interessanter ist als der Schulstoff. Darüber haben sie nicht immer die Kontrolle, da ihre Gedanken schnell abschweifen und hin und her springen. Die Lehrerin allerdings, die wiederholt keine Antwort hört, weil sie gerade das Mädchen aus ihren Träumen gerissen hat, wird in ihrer Annahme bestätigt, dass dieses einfach kein Interesse am und keine Motivation für ihren Unterricht hat.

Marlene ist sieben Jahre alt und geht in die zweite Klasse. Sie kann bereits sehr gut schreiben und lesen, malt sehr schön und hat immer originelle Ideen. Dennoch hat die Lehrerin die Mutter angesprochen, denn Marlene fällt es schwer, abzuwarten, bis sie aufgerufen wird, und sie hält »ungerechtes« Verhalten ihrer Mitschülerinnen kaum aus. Sie muss dann schnell weinen und kann sich nur schwer wieder beruhigen. Einige Mitschülerinnen haben sie auch schon kritisiert oder sich abgewandt, wenn Marlene ihnen helfen wollte oder zu schnell war. Dies haben sie als »Vordrängeln« empfunden und ihr vorgeworfen, immer die Erste sein zu wollen. Gelingt ihr etwas nicht sofort perfekt, bekommt Marlene Wutanfälle. Freut sie sich dagegen oder ist begeistert, muss sie auf und ab springen und mit den Händen wedeln. Die Lehrerin kommt mit diesen »emotionalen Besonderheiten« nicht zurecht. Sie weist Marlenes Mutter darauf hin, dass das so nicht weitergehen könne.

Sind die Mädchen an vielen Dingen interessiert, neugierig und durchschnittlich begabt, dann fallen ihre Schwierigkeiten in den ersten Grundschuljahren oft nicht auf. Denn Motivation und Interesse führen dazu, dass die Aufmerksamkeit auf einem Level gehalten wird, das es ihnen ermöglicht, den Schulstoff noch gut nebenbei zu bewältigen. Die Besonderheiten und Schwierigkeiten der Mädchen werden so zunächst nicht relevant und fallen niemandem ins Auge. Wie oben beschrieben, sind Mädchen außerdem eher dazu bereit, sich anzupassen, und versuchen, sich – entsprechend ihrer Anstrengungsbereitschaft – zu regulieren, um keine Aufmerksamkeit zu erregen.

Auffallend häufig sind ihre Grundschulzeugnisse daher vollkommen durchschnittlich. Konzentrationsschwierigkeiten werden von den Lehrkräften nicht wahrgenommen und daher nicht in den Grundschulzeugnissen festgehalten. Manchmal vermuten die Lehrkräfte bei Mädchen mit AD(H)S eine Rechtschreibschwäche, weil sie beim Schreiben viele Flüchtigkeitsfehler machen – oder

Unachtsamkeiten als Rechtschreibfehler missinterpretiert werden. Bei der Überprüfung der Rechtschreibfertigkeiten wird manchmal deutlich, dass die betroffenen Mädchen die schwierigen Wörter richtig schreiben, während sie bei den einfachen eher Fehler machen, Buchstaben auslassen oder vertauschen. Wie kommt es dazu? Mädchen mit AD(H)S brauchen mehr Stimulation, damit ihr Gehirn optimal funktionieren kann. Schwierige Wörter erfordern mehr Konzentration und werden aufgrund dessen richtig geschrieben. Dennoch treten sogenannte Teilleistungsstörungen wie die Lese-Rechtschreib-Schwäche bei Mädchen mit AD(H)S gehäuft auf.

Durch ihren fehlenden Filter sind Mädchen mit AD(H)S mehr Reizen ausgesetzt als Kinder mit einem Filter, der sie vor einem Zuviel an Reizen schützt. Es entsteht das Gefühl, von inneren Reizen und von außen auftretenden Stimuli bombardiert zu werden, was ein Gedankenchaos auslöst. Wichtiges von Unwichtigem zu unterscheiden fällt dann besonders schwer. Einige Mädchen schotten sich ab, indem sie sich zurückziehen, sich wegträumen oder sich ausklinken. Anderen gelingt das nicht, sie fühlen sich überreizt und werden je nach Temperament aggressiv oder weinerlich. Manchen gelingt es, sich im Schulalltag »zusammenzureißen«, und die ganze Anspannung entlädt sich schließlich zu Hause.

Zur Vereinfachung ihres Alltages folgen manche Mädchen mit AD(H)S immer gleichen Routinen im Alltag – auch wenn diese nicht unbedingt ihrem Naturell entsprechen. Strukturen geben ihnen Sicherheit, einen guten Überblick und das Gefühl, die Kontrolle zu behalten. Auch später brauchen Mädchen mit AD(H)S oft klare Vorgaben und Strukturen, um Lernen und altersentsprechende Anforderungen umsetzen zu können.

Gedanken auf Wanderschaft

Zerstreutheit oder Gedankenwandern (engl. *Mind-Wandering*) ist die von den meisten Menschen geteilte Erfahrung, dass die Gedanken wandern. Sie bleiben nicht über einen längeren Zeitraum bei einer Aufgabe, sondern entfernen sich spontan und unkontrolliert von einer Aufgabe. Beispielsweise passiert das oft beim Autofahren (Autopilot). *Mind-Wandering* wurde zunächst als fehlende Kontrolle über die Gedanken und das Fokussieren betrachtet. Studien haben gezeigt, dass Menschen etwa 25 bis 50 Prozent der Zeit über Gedanken nachsinnen, die nichts mit ihrer aktuellen Situation zu tun haben. Es mehren sich Befunde, die zeigen, dass *Mind-Wandering* viel komplexer ist und manchen Menschen hilft, Zukünftiges zu durchdenken und Probleme zu lösen. *Mind-Wandering* ist wahrscheinlich auch eine Voraussetzung von Kreativität. AD(H)S scheint mit *Mind-Wandering* einherzugehen. Betroffene scheinen weniger Kontrolle über dieses spontane Abweichen der Gedanken zu haben.

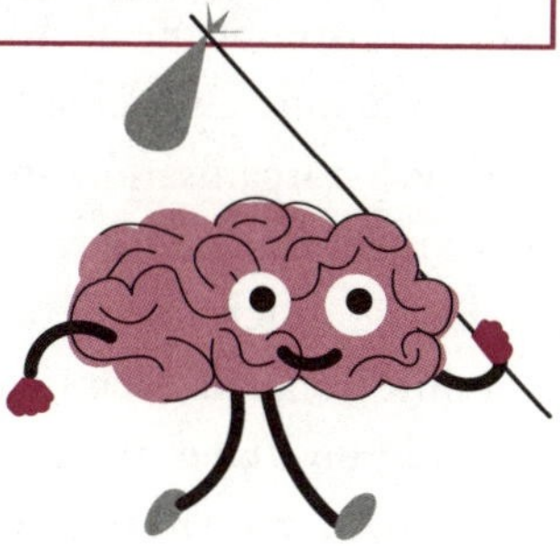

Jugendalter – Zwischen Anpassung und Aufbegehren

Struktur ist für Jugendliche mit AD(H)S die wichtigste Bedingung zum Lernen: einen ruhigen und berechenbaren Rahmen, klar formulierte Aufgaben, Ziele und Regeln. Bei Mädchen mit AD(H)S ist das Lernverhalten viel stärker stimmungs- und motivationsabhängig – und damit vom Verhältnis zur Lehrkraft und von der Klassenatmosphäre abhängig.

Die ersten Schuljahre werden in manchen Fällen von Anpassungsdruck, Gefühlen der Anspannung und Anstrengung, Lernschwierigkeiten, einem Unverständnis für die Anforderungen, einer Unkontrollierbarkeit der eigenen Leistungsfähigkeit sowie von Ablehnung durch Gleichaltrige und durch Lehrkräfte beherrscht und gehen an Mädchen mit AD(H)S nicht spurlos vorüber. Viele der Mädchen fühlen sich früher oder später »anders« als Gleichaltrige und nehmen sich selbst als »komisch«, »dumm«, »faul« oder gar »verrückt« wahr.

Bei vielen begabten und wissensdurstigen Mädchen fallen Konzentrationsprobleme allerdings erst ab dem Besuch der weiterführenden Schule auf, sobald die Anforderungen an Selbstregulation und Selbstorganisation steigen und die Konzentrationsprobleme nicht mehr kompensiert werden können.

Da sie durch ihre Lebendigkeit und Impulsivität, ihre Energie und ihre Tendenz, sich in alles einzumischen, nicht immer angesehen sind und/oder nicht selten aufgrund ihrer Langsamkeit gehänselt werden, entwickeln sich verschiedene Bewältigungsstile.

Kompensatorisch und weil sie vielfach sehr hilfsbereit und empathisch sind, beginnen junge Frauen und Mädchen mit AD(H)S, sich durch Muster wie »es den anderen recht machen« Anerkennung und Zuwendung zu sichern und somit ihr »angeknackstes« Selbstwertgefühl zu stabilisieren. Sie wollen helfen, wollen gebraucht werden und sagen (auch aufgrund ihrer Impulsivität) selten »Nein«, wenn sie um etwas gebeten werden. Es kommt außerdem vor, dass sie sich für die Anerkennung in der Gemeinschaft ausnutzen lassen.

Eigene Wünsche und Bedürfnisse werden hintangestellt und irgendwann kaum noch wahrgenommen. Dadurch wird jedoch auch die Anstrengung größer, die aufgewendet werden muss, um diese Wünsche und Bedürfnisse zu unterdrücken und wegzuschieben. Wenn Mädchen mit AD(H)S damit beschäftigt sind, nicht aufzufallen, tun sie viel dafür, sich eigene Gefühle, Wünsche und Bedürfnisse nicht zu erlauben. Sie versuchen, nicht »zu laut«, »zu forsch«, »zu vehement« zu sein. Diese Anpassungsleistung kostet viel Kraft und hält die eigene Annahme von Mädchen mit AD(H)S aufrecht, dass etwas mit ihnen nicht stimmt.

Mit steigender Anstrengung und Anspannung verkürzt sich ihre ohnehin schon kurze Zündschnur, sodass sie irgendwann »obenraus schießen« und die Kontrolle über ihre Gefühle verlieren – was tatsächlich blitzartig erfolgen kann. Die Umwelt reagiert auf solche Gefühlsausbrüche nicht selten irritiert, überfordert und wenig verständnisvoll. Meist sind auch die Betroffenen selbst überrascht, und ihre Scham über einen solchen unkontrollierten Temperamentsausbruch ist groß. Mit zunehmendem Alter wird ihnen bewusst, wie sehr sie in solchen Zuständen »festhängen« und nicht aus diesen rauskommen, obgleich sie sich nichts mehr wünschen als das. Sie hängen solchen Situationen oft noch tagelang gedanklich nach und sehen sich wieder darin bestärkt, dass mit ihnen etwas nicht in Ordnung ist, dass sie grundlegend »verkehrt« sind und niemand es mit ihnen aushält.

Andere Mädchen entwickeln ganz im Gegensatz dazu eher egoistisch und unsozial anmutende Überzeugungen von der eigenen Autonomie (»ich gegen die Lehrer«) und kämpfen »gegen das System« an, dem sie sich nicht unterwerfen wollen. Diese Denkstile und daraus resultierende trotzige oder oppositionelle Verhaltensweisen ergänzen sich oft perfekt mit typisch pubertären Denkmustern.

Wieder andere Mädchen mit AD(H)S versuchen durch Kaspern und Scherzen von ihren inneren Schwierigkeiten abzulenken. Und wieder andere perfektionieren höchste Selbstkontrolle und Disziplin, um Leistungs- und Motivationsschwankungen zu überwinden, und verausgaben sich dabei vollständig, ohne die gewünschten Ergebnisse zu erzielen. Sie beginnen die typischen Denkmuster von Scheitern und Versagen zu entwickeln. Und bei manchen entsteht dadurch eine komplette Leistungsverweigerung, die auch mit Schulschwänzen einhergehen kann.

Bei einigen Mädchen und jungen Frauen mit AD(H)S entstehen aufgrund der Beeinträchtigungen Denkmuster von Abhängigkeit und Angewiesensein (»Ohne meine Mutter schaffe ich das nicht!«), die im Erwachsenenalter auch traditionelle Rollenmuster verstärken können (»Ohne meinen Partner/meine Partnerin kann ich nicht überleben!«).

Teilleistungsstörung oder »typisch Frau«?

Viele Frauen und Mädchen mit AD(H)S leiden auch an Teilleistungsstörungen, also Beeinträchtigungen spezifischer Fähigkeiten wie Schreiben, Lesen oder Rechnen. Oft liegen dem basale Wahrnehmungsprobleme zugrunde. Die Wahrnehmung von Zeit, Lage und Raum, aber auch die Lage von Körpern zueinander sowie des eigenen Körpers im Raum kann beeinträchtigt sein, ebenso die visuelle Wahrnehmung. Frauen, bei denen diese Beeinträchtigung fortbesteht, haben nicht selten Probleme, die Strecke zum nächsten Supermarkt zu finden oder ihr Auto einzuparken. Leider werden diese Beeinträchtigungen oft als »typisch Frau« missdeutet – und nicht einer Teilleistungsstörung zugerechnet –, was in vielen Fällen zu negativen Selbstzuschreibungen führt.

Im Jugendalter treten die Schwierigkeiten, die eigenen Emotionen zu regulieren, durch die Pubertät verstärkt in Erscheinung. Die hormonellen Veränderungen und die Entwicklungsaufgaben dieser besonderen Zeit werden zusammen mit den AD(H)S-bedingten Besonderheiten zu einem explosiven Gemisch.

Viele junge Frauen mit AD(H)S leben am Rande ihrer Kräfte, fühlen sich hilflos und erschöpft. Sie zeigen dies kaum nach außen und können es sich selbst nicht eingestehen. Sie ärgern sich darüber, dass sie »jammern«, dass sie »dies bisschen« an Belastungen nicht wegstecken – dass sie so sind, wie sie sind. Die inneren kritischen Einstellungen sich selbst gegenüber sind oft vernichtend und unendlich streng. Im Gegenzug sind sie umso toleranter und verständnisvoller anderen gegenüber.

Jugendliche haben mehr Freiheiten und sie leben ihre Neugierde aus – Drogen, S-Bahn-Surfen, Sex. Gleichzeitig gibt es ihre emotionale und kognitive Reife nur selten her, langfristige Konsequenzen zu überblicken. Und die Impulsivität von Jugendlichen mit AD(H)S macht aus jedem Gedanken und jedem Gefühl eine Handlung. Weil alles neu ist und deutlich intensiver erlebt wird, kommen der Kopf und die Gefühle oft nicht mehr ganz hinterher. Daraus folgt Überforderung auf allen Ebenen – und damit wiederum die Notwendigkeit, mit dieser Überforderung umzugehen. Nicht selten wird Überforderung erneut mit impulsiven Verhaltensweisen bekämpft: Alkohol, Cannabis, Sex, S-Bahn-Surfen.

Da einige junge Frauen mit AD(H)S deutliche Verzögerungen in Bezug auf die sozial-emotionale Entwicklung zeigen, manchmal sehr offen und manchmal naiv sind – zudem impulsiv und begeisterungsfähig – können soziale Netzwerke für sie zur Gefahr werden. Denn sie neigen dazu, mitteilsam zu sein und ungeschützt zu viel von sich preiszugeben, etwa auf freizügigen Bildern, die jeder im Internet einsehen kann. Junge Frauen mit AD(H)S werden häufig Opfer von Cybermobbing. Belege gibt es außerdem dafür, dass frühe Schwangerschaften bei ihnen gehäuft vorkommen.

Einerseits kämpfen die jungen Frauen also in diesem Alter mit neuen Anforderungen der Selbstorganisation und Verantwortung – auf schulischer und privater Ebene. Andererseits ist es ihre Entwicklungsaufgabe, sich an Gleichaltrigen zu orientieren und sich mehr und mehr aus den Strukturen des Elternhauses zu lösen. Aus den Erfahrungen, die sie mit sich, der Welt und Gleichaltrigen machen, leiten sie mehr oder weniger »günstige« Grundregeln und Grundüberzeugungen ab. Wenn sie glauben, dass sie nicht in Ordnung sind, legen sie sich entsprechende Bewältigungsstrategien zurecht – Rückzug, Clownerei, Offensivität etc. –, die sie meist mit ins Erwachsenenalter tragen.

Erwachsenenalter – Ein Genie beherrscht das Chaos?

Für den Montag hat Emina sich vorgenommen, Vorarbeiten für die Steuererklärung zu erledigen. Dazu muss sie einige Neuerungen zunächst einmal durchlesen. Um es sich bequem zu machen, deckt sie sich mit einer Decke zu und stellt dabei fest, dass sie dringend mal wieder die Bettbezüge waschen muss. Sie zieht also den Bezug ab und denkt, dass sie ihn gleich in die Waschmaschine stecken und waschen kann. Sie geht in den Keller in Richtung Waschmaschine. Auf dem Weg fällt ihr Blick auf die Kommode im Flur, auf der der Zettel des Reisebüros liegt, das sie anrufen wollte. Sie hält an, stellt die Wäsche ab und sucht die Telefonnummer des Reisebüros heraus. Während sie in den Zetteln nach der Telefonnummer fahndet, entdeckt sie eine Reihe unbezahlter Rechnungen und Unterlagen, die sie dringend wegschicken muss. Hierfür braucht sie Briefmarken und Umschläge. Sie sollte sich also aufmachen, um sie zu besorgen. Aber wo ist die Geldbörse, die sie hierfür braucht? Wann hat sie sie zuletzt benutzt und in welcher der vielen Taschen und Rucksäcke könnte sie sein?

Das ganze Drama der AD(H)S-Symptomatik zeigt sich häufig erst im Erwachsenenalter, wenn die Schutz und Struktur gebenden Rahmenbedingungen des Elternhauses und der Schule wegfallen. Auszubildende werden dann depressiv, weil sie mit den Anforderungen in der Ausbildung und mit der Selbstorganisation des Lebens nicht zurechtkommen. Wäsche- und Geschirrberge türmen sich in der WG, Arbeitsmaterialien sind unter Rollerskates und Rindenmulch nur überraschend selten auffindbar. Studentinnen scheitern an der ersten Hausarbeit, weil sie mehr mit der Organisation von politischen Veranstaltungen beschäftigt sind, als in der Bibliothek zu sitzen. Junge, berufstätige Frauen berichten von Beginn an von Konflikten mit ihren Arbeitskollegen. Und Mütter fühlen sich vollständig überfordert von den Anforderungen des ersehnten Mutterdaseins.

Mia, 39 Jahre alt, ist Mutter von drei Kindern. Sie ist gelernte Damenschneiderin, Maskenbildnerin und Modeschöpferin, kann aber in ihrem Beruf nicht mehr arbeiten, weil im Kreativbereich geregelte Arbeitszeiten eine Seltenheit sind und dies nicht mit der Kinderbetreuung in Einklang zu bringen ist. Ihr Mann verdient in leitender Position gut. Mia ist mit ihrer Rolle als Mutter und Hausfrau vollkommen überfordert. Die ständig gleichen Abläufe im Haushalt, die Sisyphusarbeit von Kochen, Putzen, Waschen und Einkaufen, ihr Unvermögen, sich dazu zu motivieren, und die anschließenden Selbstvorwürfe über ihre Unfähigkeit bringen sie in die Depression. Sie hat starke Stimmungsschwankungen, grübelt viel und hat Schuldgefühle, weil sie ihren Kindern gegenüber oft ungeduldig ist.

Und manchmal sind nicht die betroffenen Frauen überfordert, sondern ihr Umfeld.

Marlene, 53 Jahre und Tierärztin, ist ständig auf Achse. Wenn sie nicht in ihrer Praxis Tiere versorgt, ist sie bei den Enkelkindern und bei ihrem Pferd. Am Wochenende ist sie in den Bergen, im Winter auf Skiern, im Sommer Bergsteigen. Sie hat viele Freunde und häufig geht es abends oder am Wochenende »feucht fröhlich« zu. Sie ist laut, lustig und mischt überall mit. Im Ort hat sie einen Flüchtlingshilfeverein gegründet. In Erziehungsfragen berät sie immer ihre Nachbarin und gibt auch ungefragt gerne Tipps. »Mir geht es gut«, denkt sie ein ums andere Mal. Wie gut, dass sie so eine verständnisvolle Partnerin hat und ihre Kinder schon groß sind und selbst für sich sorgen können. Früher haben sie oft vor dem großen, leeren Kühlschrank gesessen und die Nachricht ihrer Mutter gelesen: »Bin kurz zum Langlaufen.«

Frauen mit AD(H)S sind häufig »Stehauf-Frauen«. Auch wenn sie bittere Schicksalsschläge hinnehmen müssen, berichten sie davon nicht selten in einer souverän wirkenden Haltung. Sie sind es gewohnt, alles abzutun, Gefühle zu unterdrücken und irgendwie weiterzumachen. Deswegen hält man sie oft für stark, tatkräftig und durchsetzungsfähig und ist von ihrem Tatendrang und ihrer Unverwüstlichkeit eingeschüchtert.

Alma, 45 Jahre, arbeitet bei Ikea. Der Job ist vielseitig und abwechslungsreich, im Schichtbetrieb und mit hohem Druck verbunden – und macht ihr genau deswegen viel Spaß. Sie braucht die Stimulation und das Gefühl, »dass was geht«. Sie ist verheiratet und hat zwei Kinder. Ihre älteste Tochter hat sie schon sehr früh bekommen – aus einer Beziehung, die nicht über die Schwangerschaft hinaus hielt. Als alleinerziehende Mutter ohne Ausbildung war es eine harte Zeit für sie, in der sie ohne Unterstützung und mit Gelegenheitsjobs ihre Tochter großzog. Alma ist eine lustige, pragmatische Frau mit einer lauten Stimme und immer etwas »übersprudelnd«. Vielfach wurde und wird sie deswegen abgelehnt, weil sie einfach »zu viel« ist: zu laut, zu lustig, zu energiegeladen. Sie ist darüber sehr traurig. Sie versucht sich ja zusammenzureißen – aber dann gehen doch die Gefühle mit ihr durch. Die Konflikte mit ihrem Mann und ihrem Sohn sind ebenfalls sehr lautstark – sie und ihr Sohn geben sich in puncto Lautstärke und Vehemenz nichts. Ihr Mann dagegen ist eingeschüchtert und versucht, Auseinandersetzungen zu entgehen, was Alma nur noch ärgerlicher macht.

Viele Frauen mit AD(H)S beschreiben eine immerwährende Unzufriedenheit mit ihrem Leben. Sie verspüren immer wieder den Drang, etwas zu verändern. Oft kommt es vor, dass sie aus einem spontanen Impuls heraus den Lebensmittelpunkt wechseln, aus Langeweile ihren Job kündigen oder ein neues Hobby beginnen. Das unstete Suchen nach Erfüllung, das manchmal auch zu Süchten und Abhängigkeiten führt (siehe *Kapitel 6*), taucht immer wieder in den Selbstberichten von betroffenen Frauen auf.

Schwangerschaft und Stillzeit mit AD(H)S

Immer wieder wird davon berichtet, dass Frauen mit AD(H)S unter stärkeren Stimmungsveränderungen in Phasen hormoneller Umstellungen leiden – etwa in der Schwangerschaft. Schon für Frauen ohne AD(H)S ist eine Schwangerschaft nicht ohne. Ganz genau kennt man den Zusammenhang zwischen AD(H)S und Stimmungsveränderungen, die von Sexualhormonen abhängig sind, noch nicht. Doch es gibt Hinweise darauf, dass das Dopaminsystem, das für die AD(H)S-Symptomatik und auch Stimmungsveränderungen entscheidend ist, unter anderem durch die weiblichen Sexualhormone Östrogen und Progesteron mitgesteuert wird. So erklärt sich, dass sich die Ausprägung von AD(H)S-Symptomen bei Frauen im Laufe des Zyklus, bei einer Schwangerschaft und nach der Geburt verändern kann und stärkere Stimmungsschwankungen in diesen Phasen auftreten.[2]

Da bei einer Schwangerschaft der Östrogenspiegel steigt, kann es durch vermehrte Dopaminausschüttung zu einer Verbesserung der AD(H)S-Symptomatik kommen. Es gibt Fallberichte von Frauen mit AD(H)S, die während einer Schwangerschaft und der Stillzeit ungewöhnlich ausgeglichen und strukturiert waren und sich »wie geheilt« von ihrer AD(H)S gefühlt haben.[3] Nach der Geburt war das meist vorbei und die AD(H)S wieder da.

Gleichzeitig gibt es Frauen, die von einer Verschlechterung ihrer AD(H)S-Symptomatik in der Schwangerschaft berichten. Forscherinnen und Forscher erklären sich das damit, dass sie extrem auf ihren Rollenwechsel zur Mutter fokussiert sind und angesichts der anstehenden Veränderungen mehr Stress empfinden als Frauen ohne AD(H)S.[4]

Aber auch aus anderen Gründen ist eine Schwangerschaft für Frauen mit AD(H)S nicht einfach. Sie erleiden vermehrt Schwangerschafts- und Geburtskomplikationen wie Präeklampsie, Kaiserschnitte, Frühgeburten und Infektionen.[5] Bei Frauen, die ein erhöhtes genetisches Risiko für AD(H)S haben, zeigte sich außerdem ein häufigerer Konsum von Alkohol, Drogen und Schmerzmitteln in der Schwangerschaft, sie hatten öfter Übergewicht und Schwangerschaftsdiabetes und ihre Babys ein niedrigeres Geburtsgewicht und mehr Anpassungsstörungen nach der Geburt.[6]

AD(H)S erhöht außerdem das Risiko für ungeplante oder ungewollte Schwangerschaften, was einen Teil der genannten Probleme erklären könnte: Weiß eine Frau nicht, dass sie schwanger ist, trinkt sie mit höherer Wahrscheinlichkeit Alkohol oder nimmt Schmerzmedikamente, die sie nicht nehmen würde, wenn sie von der Schwangerschaft wüsste. Solltest du übrigens eine Schwangerschaft planen und AD(H)S-Medikamente oder andere Medikamente nehmen, sprich unbedingt mit deiner Ärztin oder deinem Arzt vorher darüber, damit schädliche Substanzen vor der Schwangerschaft abgesetzt werden können. Aber bitte setze deine Medikamente nicht im Alleingang ab, erst recht nicht abrupt.

Nach der Schwangerschaft kommt das Stillen. Stillen ist eine große Herausforderung für ungeduldige Personen. Stundenlanges Stillsitzen oder Liegen am Tag, ein Säugling, der keine Nebenbeschäftigung seiner Mutter duldet, Frustration, wenn es nicht klappt wie geplant und womöglich auch noch ein unruhiges Baby, das ganz nach seiner Mutter kommt. Mit Glück werden die Stillzeit dank der hormonellen Situation sowie die Schwangerschaft von Frauen mit AD(H)S als »Urlaub« von der Aufmerksamkeitsproblematik erlebt.

So wie Frauen mit AD(H)S häufiger unter hormonassoziierten Gefühlsschwankungen während des Zyklus leiden, so sind sie auch viel häufiger von postpartalen Depressionen (»Wochenbettdepressionen«) betroffen.[7] Die Ursachen dafür sind nicht abschließend geklärt. Einerseits können sie in der hormonellen Umstellung liegen, andererseits fühlen sich Frauen mit AD(H)S auch vermehrt gestresst in Bezug auf ihre Mutterrolle.[8] Wenn eine Verbesserung der AD(H)S-Symptome während Schwangerschaft und Stillzeit eingetreten ist, werden sich nach dem Abstillen die altbekannten Symptome wieder einstellen. Aber jetzt gibt es ein Familienmitglied mehr und die alltäglichen Anforderungen im Kampf gegen das häusliche Chaos wachsen.

Das »Warum bin ich keine glückliche und ausgeglichene Mutter?«-Problem

Wir sehen immer wieder Patientinnen, die unter großem Druck stehen, weil sie ihren Ansprüchen als Mutter nicht in dem Maß gerecht werden, wie sie es sich wünschen. Viele Patientinnen mit AD(H)S empfinden es als langweilig oder wenig erfüllend, sich den ganzen Tag um ihre Kinder zu kümmern. Sie fühlen sich dementsprechend gereizt und unausgeglichen. Das bringt nicht selten emotional gravierende Schwierigkeiten mit sich: »Ich habe mir doch immer Kinder gewünscht, warum bin ich denn jetzt nicht glücklich?« Oft vergleichen sich diese Frauen mit anderen, die in der Krabbelgruppe stundenlang bezaubert ihren Kindern zusehen, die völlig darin aufgehen, mit den Kleinen zu singen, zu basteln oder gemeinsam zu kochen.

Vielen Frauen mit AD(H)S fehlt dafür die Geduld oder die Ruhe. Sind sie deswegen schlechte Mütter? Sicher nicht. Das Problem liegt auf gesellschaftlicher Ebene. Wenn man Kinder hat, wird davon ausgegangen, dass man die neue Rolle mit großer Begeisterung erfüllt. Viele betroffene Frauen trauen sich daher nicht, offen darüber zu sprechen, wenn das bei ihnen nicht der Fall ist – oder werden von anderen schief angesehen, wenn sie es doch tun. Dabei ist es aus AD(H)S-Antriebs-Sicht völlig nachvollziehbar, dass manche Frauen große Schwierigkeiten damit haben, immer wieder das Gleiche zu spielen, den Ball ein hundertstes Mal zurückzuwerfen oder geduldig zu warten, bis alle Klamotten eigenständig angezogen worden sind. Sie sind schlichtweg unterstimuliert. Aber deswegen noch lange keine schlechten Mütter.

Es ist also wichtig, darüber zu reden. Häufig spüren Frauen eine große Last von sich abfallen, wenn sie erfahren, dass ihre Probleme völlig normal sind, es nicht nur ihnen so geht und sie nicht verurteilt werden. Das ist in der Regel der erste Schritt: sich wohlwollend mit den eigenen Schwierigkeiten auseinanderzusetzen und Lösungen für den Alltag zu finden, um den AD(H)S-Anteilen gerechter zu werden. Mehr dazu findest du weiter hinten im Buch.

AD(H)S und die Wechseljahre

Um das 50. Lebensjahr herum beginnen die Wechseljahre. Schon der Begriff lässt vermuten, dass sich in dieser Zeit einiges verändert. Östrogen- und Progesteronspiegel sinken. Du weißt schon, dass Östrogene den Dopaminhaushalt beeinflussen, und kannst dir deshalb vorstellen, dass durch die Veränderungen der Menopause auch die Neurotransmitter im Gehirn Veränderungen durchlaufen. Weniger Östrogen führt zu weniger Dopamin und der Dopaminmangel verstärkt die AD(H)S-Symptome. Neben Dopamin wird aber auch der Serotoninhaushalt von den absinkenden Sexualhormonen beeinflusst. So kommt es zu vermehrten depressiven Verstimmungen.[9] Frauen mit AD(H)S berichten außerdem über mehr Wechseljahresbeschwerden als Frauen ohne AD(H)S.[10]

Fortgeschrittenes Alter – Oma fährt im Hühnerstall Motorrad?

Die Zahl und Ausprägung der AD(H)S-Symptome nehmen über die Lebensspanne eher etwas ab und die Auswirkungen der AD(H)S-Symptomatik werden geringer. Das gilt besonders für die Impulsivität. Jedoch ist die AD(H)S eine Charakteristik, die über die gesamte Lebensspanne das Leben der Betroffenen prägt. Auch im hohen Alter beschreiben viele Frauen mit AD(H)S weiterhin innere Unruhe und ein Gefühl des Angetriebenseins, ebenso wie Kreativität und Chaos. Auch in Seniorenheimen werden Frauen mit AD(H)S von den Mitbewohnern manchmal aufgrund ihrer Impulsivität, ihrer Tendenz, zu viel zu reden, Gespräche zu dominieren und sich in alles Mögliche einzumischen, abgelehnt und diskriminiert. Gleichzeitig sind sie oft optimistische Bewohnerinnen, die andere ermuntern und begeistert an Aktivitäten teilnehmen.

Manchmal fällt es älteren Frauen mit AD(H)S aufgrund von motorischen Einschränkungen schwer, ihren Bewegungsdrang adäquat auszuleben und sie leiden dann noch stärker unter ihrer inneren Unruhe und Nervosität. Hypothetisch ist angenommen worden, dass im alternden Gehirn weniger Reserven vorhanden sind und daher AD(H)S-bedingte Schwierigkeiten mehr zum Tragen kommen, was von einigen ängstlich als der vermeintliche Beginn einer Demenz wahrgenommen wird. Allerdings konnte diese Annahme in einer großen Studie zu dem Thema nicht bestätigt werden.[11]

Kapitel 4
Hinfallen, aufstehen, Krone verloren – Wie erleben Frauen und Mädchen sich und ihre AD(H)S?

Nachdem wir im vorherigen Kapitel gesehen haben, welche Eigenschaften und Merkmale bei AD(H)S eine Rolle spielen, richten wir jetzt den Blick auf die Innenperspektive: Wie fühlt es sich an, mit AD(H)S durchs Leben zu gehen? Wo gibt es Hürden? Wo haben Betroffene vielleicht aber auch Vorteile gegenüber »Normalos«? Dabei ist es wichtig, zwischen den »AD(H)S-Features« als solchen und dem Umgang mit ihnen zu unterscheiden. Häufig macht Letzterer nämlich die größeren Probleme, wie man im folgenden Beispiel sehen kann:

»In der Schulzeit saß ich manchmal drei Stunden vor einer Liste mit 15 Vokabeln und bekam sie einfach nicht in meinen Kopf. Bei so was fange ich dann manchmal an, an meinem Verstand zu zweifeln, weil es einfach so absurd ist.«

Das eine ist das Problem mit den Vokabeln, also die Frage, wie das morgen mit dem Test bloß klappen soll. Das andere ist die Bewertung dessen, was passiert. In diesem Fall also das Zweifeln am eigenen Verstand. Das Unverständnis darüber, warum das Gehirn manchmal wie eine Hochleistungsmaschine funktioniert und manchmal einfach völlig dicht macht. Oder zu dem Schluss kommen, dass man einfach »zu blöd« ist.

Ein weiteres Beispiel: Stell dir vor, du bist gerade zu Hause mit dem Aufräumen beschäftigt und gehst ins Wohnzimmer, um – … ja, Mist, was wolltest du denn noch gleich hier? Das ist sicherlich jedem und jeder von uns schon einmal passiert. Und auch nicht weiter tragisch. Irgendwann fällt es uns wieder ein. Etwas anderes ist es allerdings, wenn das mehrmals am Tag auftritt, wir immer wieder den Faden verlieren und orientierungslos durch den Alltag schlittern. Zum einen, weil das den Alltag ganz schön anstrengend macht – allein die Extrakilometer, die man in seinem Leben zurücklegt. Zum anderen, weil es kein schönes Gefühl ist, zu merken, dass sich das Gehirn schon wieder verabschiedet hat und wir die Kontrolle über unser Tun verloren haben. Das stärkt nicht gerade das Vertrauen in die eigene Handlungsfähigkeit.

AD(H)S zu haben hat immer einen Einfluss darauf, wie wir uns selbst und unsere Umwelt wahrnehmen und bewerten. Einige typische Aspekte werden auf den folgenden Seiten vorgestellt, die dir womöglich bekannt vorkommen.

Die Sache mit der Konzentration oder: »Das von Ihnen gewählte Gehirn ist vorübergehend leider nicht erreichbar«

Du hast in den vergangenen Kapiteln schon gemerkt: Ein AD(H)S-Gehirn funktioniert nach anderen Regeln als das Gehirn eines Menschen ohne AD(H)S, aber: Es funktioniert. Schwierig ist es nur, wenn man nicht versteht, warum das eigene Gehirn zuweilen auf Hochtouren läuft und zu einem anderen Zeitpunkt einfach nicht ins Arbeiten kommt. Warum wir einen langweiligen Text mehrfach lesen können und am Ende doch nicht wissen, was eigentlich drinsteht. Und gleichzeitig bei einem interessanten Thema gar nicht aufhören können, alles zu verschlingen, was es an Informationen darüber gibt. Das macht nicht nur unsicher, sondern es führt auch zu Selbstzweifeln und negativen Selbstbewertungen wie »Ich strenge mich einfach nicht genug an«, »Ich funktioniere nicht richtig« oder »Die anderen kriegen es ja schließlich auch hin«.

Dabei ist ein AD(H)S-Gehirn auf eine Art auch clever: Es fängt gar nicht erst an zu arbeiten, wenn man ihm keinen guten Grund dafür gibt. Im Prinzip ist das ja eine gute Idee. Nur führt es dazu, dass die eigene Leistungsfähigkeit nicht konstant ist und man als Betroffene die Erfahrung macht, ihr nicht über den Weg trauen zu können. Oder dazu, dass alle Kommilitoninnen und Kommilitonen schon eifrig lernen, während das eigene Gehirn sich mal wieder querstellt, weil es meint: »Ach Quatsch, es reicht locker, wenn wir zwei Tage vor der Prüfung mit dem Lernen anfangen. Hat ja letztes Semester auch irgendwie geklappt.« Die Gefahr ist groß, sich an den anderen zu orientieren und in der Folge unrealistische Ansprüche zu formulieren wie: »Beim nächsten Mal fange ich früher an und lerne genauso wie die anderen.« Diese Ansprüche werden in der Regel natürlich wieder nicht erfüllt, weil man gar nicht verstanden hat, woran es eigentlich immer scheitert.

Alma saß als Schülerin immer stundenlang vor ihren Hausaufgaben, ohne irgendetwas zu tun, außer auf ihr Heft zu starren. Am Ende des Tages ging sie häufig mit furchtbar schlechtem Gewissen ins Bett, da sie doch nichts geschafft hatte. Regelmäßig kam es vor, dass sie dann nachts wieder aufstand und ihre Hausaufgaben erledigte – durch den Stress aufgrund des zeitlichen Drucks funktionierte die Bearbeitung plötzlich. Langfristig gesund war das natürlich nicht.

Das Gehirn ist also erst so richtig bei der Sache, wenn etwas interessant oder der Druck entsprechend groß ist. Wenn man das als Betroffene einmal weiß und für sich akzeptiert hat, kann man sich den Arbeitsstoff entsprechend aufteilen oder seine Strategien anpassen (mehr dazu in *Kapitel 8*). Wenn man aber nicht weiß, dass es sich dabei um eine AD(H)S-Thematik handelt und somit kein

Verständnis für die dahinterliegenden Mechanismen hat, dann ist man häufig unfair zu sich selbst, man wertet sich ab, macht sich fertig, formuliert immer wieder Ziele, die so nicht umgesetzt werden können, und hat ständig das Gefühl, nicht richtig hinterherzukommen.

Das Gefühl des Scheiterns, das damit verbunden ist, ist vielen Frauen und Mädchen mit AD(H)S nur allzu gut aus Alltagssituationen bekannt. Bei Frauen, die erst spät oder vielleicht noch gar keine AD(H)S-Diagnostik durchlaufen haben, haben sich viele solcher Situationen angesammelt und das Selbstwertgefühl mit geformt. Grundüberzeugungen – »Ich kriege nichts hin«, »Ich bin nicht gut genug«, »Ich bin dumm« – haben sich oftmals über die Jahre tief eingebrannt. Alma hat sich immer wieder vorgenommen, die Hausaufgaben tagsüber zu machen, und ist jedes Mal daran gescheitert. Ihr Gehirn »wusste«, dass es im Notfall auch noch nachts funktioniert. Mit der Folge, dass Alma über viele Schuljahre hinweg ein schlechtes Gewissen plagte und sie sich für eine Versagerin hielt.

Zu den Selbstbewertungen kommen Bewertungen von außen hinzu. Stell dir vor, dein Gehirn schaltet seine Aufmerksamkeit im Autopilot-Modus nicht dahin, wo es von dir gewünscht ist, sondern dahin, wo es das Interessanteste zu sehen, zu hören oder zu erfahren gibt. Konkret: Du sitzt mit deiner Freundin im Café, die dir erzählt, wie ihre Kollegin sie in der letzten Woche genervt hat. Am Tisch hinter dir unterhalten sich Leute über ein Thema, das dich auch beschäftigt (Filme, Nähen, Paragliding …) – was passiert mit deiner Aufmerksamkeit? Genau, sie wird immer wieder von dem anderen Gespräch angezogen. Du tust dich immer schwerer damit, dich auf das Gespräch mit deiner Freundin zu konzentrieren.

Frauen und Mädchen mit AD(H)S fällt es schwerer als solchen ohne, den Fokus immer wieder gegen den Impuls des Gehirns zu setzen. Das Ergebnis: Sie sind immer wieder unaufmerksam, bekommen wichtige Teile des Gesprächs nicht mit, da sie anderen

Gesprächen, anderen Reizen oder auch einfach nur den eigenen springenden Gedanken folgen. Mit der Folge, dass sie als unhöflich und als »schlechte Zuhörerinnen« gelten. Nur eine schlechte Freundin hört schließlich nicht zu, wenn die andere ihr Leid klagt. Denkt man zumindest gemeinhin. So erfährt man zum einen negative Rückmeldungen aus dem eigenen Umfeld wie: »Du hörst mir ja gar nicht zu!«, »Das haben wir doch gestern besprochen!« oder »Du interessierst dich nicht für mich!«. Zum anderen schaltet sich die eigene Selbstbewertung ein: »O Mist, jetzt habe ich gar nichts mitbekommen. Was bin ich nur für eine schlechte Freundin …«

Und dann kommt noch die Geschlechterrolle hinzu. 1998 erschien das berühmte Buch *Warum Männer nicht zuhören und Frauen schlecht einparken*, das sich mit Unterschieden im Verhalten und Erleben zwischen den Geschlechtern beschäftigt und versucht, diese zu erklären. Was lernen wir daraus? Bei Männern ist es quasi »inklusive«, dass sie nicht gut zuhören, bei Frauen gilt das hingegen als Kernkompetenz, die ganz automatisch erwartet wird. Umso problematischer, wenn man das immer wieder nicht hinbekommt und so den eigenen Erwartungen und denen von außen nicht gerecht wird.

»Ich habe manchmal Schwierigkeiten, Gesprächen zu folgen. Insbesondere, wenn ich etwas für nicht relevant, interessant oder diskutierenswert halte, schweife ich schnell ab. Das finde ich unhöflich und will es auch nicht, aber es passiert immer automatisch.«

Was tun, wenn die Aufmerksamkeit immer wieder abdriftet? Eine vermeintliche Lösung ist es, einen möglichst interessiert-empathischen Gesichtsausdruck aufzusetzen und so zu tun, als höre man aufmerksam zu. Oder eifrig zu nicken, wenn die Lehrerin etwas sagt, obwohl man keine Ahnung hat, wovon sie da eigentlich gerade redet. Diese häufig gewählte Strategie, das Durchmogeln, ist auf Dauer leider nicht gerade hilfreich für ein gesundes Selbstwertgefühl.

Mit dem Wissen, dass die Aufmerksamkeit bei Frauen und Mädchen mit AD(H)S oft nicht »richtig bei der Sache« ist, ist es leicht, sich vorzustellen, dass Aufgaben, die sie als langweilig und wenig spannend erleben, ziemlich unangenehm sein können. Wie im Fall der Schülerin, die sich drei Stunden lang an einer Liste mit 15 Vokabeln abmüht. Man ist in einer Situation gefangen, aus der man so schnell nicht wieder herauskommt. Gleichzeitig ist das Stresslevel hoch, weil man sich die ganze Zeit vor Augen führt, dass man den Test so auf keinen Fall bestehen wird.

Eine ziemlich quälende Situation, die gewisse Vermeidungstendenzen auf den Plan ruft. So kommt es häufig vor, dass Aufgaben gar nicht erst gemacht oder bis auf den letztmöglichen Zeitpunkt hinausgeschoben werden, womit wir wieder beim Thema Durchmogeln wären. Das Ergebnis ist – wenig verwunderlich –, dass man am nächsten Tag ohne Hausaufgaben im Unterricht sitzt und hofft, nicht erwischt zu werden. Was erfahrungsgemäß nicht immer funktioniert. Aber selbst, wenn es klappt: Es ist natürlich kein schönes Gefühl, zu wissen, dass man es mal wieder nicht geschafft hat. Gerade bei Frauen und Mädchen, die daran interessiert sind, Erwartungen gerecht zu werden und sich regelkonform zu verhalten, lösen solche Episoden starken Stress aus. Auf lange Sicht führt das dazu, dass sich Betroffene bestimmte Dinge gar nicht erst zutrauen.

Kommen wir zur anderen Seite: zum Hyperfokus, den du bereits kennengelernt hast. Dieser Zustand wird von vielen Frauen und Mädchen mit AD(H)S als angenehm erlebt und er ermöglicht, zur Expertin für ein bestimmtes Thema zu werden oder sehr schnell überzeugende Ergebnisse zu produzieren. Gleichzeitig ist die Aufmerksamkeit so fokussiert, dass Betroffene alles um sich herum vergessen, beispielsweise etwas zu essen oder zu trinken oder dass es schon 3 Uhr in der Nacht ist. Das heißt, auch hier bedarf es einer gewissen Steuerung. Die eigene Leistungsfähigkeit wird durch die extremen Schwankungen zwischen völliger Leere im Kopf und

Hyperfokus als extrem unzuverlässig empfunden, was wiederum Unsicherheit mit sich bringt.

»So was wie Versagensangst in Bezug auf das ganze Leben, Studium usw. Das kommt auch daher, dass ich meine ganze Leistungsfähigkeit als nicht konstant wahrnehme und nicht darauf vertraue.«

Die Sache mit dem Antrieb oder: Zwischen Lethargie und Dauerfeuer

Wir wissen schon, dass Frauen und Mädchen mit AD(H)S häufig Schwierigkeiten haben, in die Gänge zu kommen. Dass Pläne gemacht werden, es dann aber an der Umsetzung scheitert. Sätze wie »Ich weiß, ich sollte Sport machen, ich werde mich danach besser fühlen« kennen vermutlich die meisten von uns – ohne dass es immer gelingt, die Couch auch wirklich zu verlassen. Aber was passiert, wenn sich die Kluft zwischen Plänen und tatsächlicher Umsetzung wie ein roter Faden durch den Alltag zieht? Wenn man immer wieder ausgefeilte Planungen macht, es aber nie oder nur kurzzeitig zur Umsetzung kommt? Wenn man sich wie gelähmt fühlt oder wie auf der Couch festgetackert? Wenn das Wochenende vorbei ist und man wieder nur die Hälfte der Vorhaben geschafft hat? Auch hier braucht es ein gewisses Anregungslevel, um ins Tun zu kommen, also irgendetwas, was spannend ist oder Spaß macht.

Allerdings gibt es einen Haken: Neue Projekte und Pläne entwickeln ist spannend und anregend, die Umsetzung selbst nach kurzer Zeit meist nicht mehr. Irgendwann ist man mit Routinen, Wiederholungen und der Notwendigkeit, an Sachen diszipliniert dranzubleiben, konfrontiert und ab dem Zeitpunkt wird es für Frauen und Mädchen mit AD(H)S schwierig. Es wäre ja auch viel schöner, wenn man auf dem Klavier gleich mit der Bach-Sonate einsteigen könnte, statt vorher Tonleitern und einzelne Abfolgen immer und immer wieder üben zu müssen. Es wäre großartig, eine Sprache direkt sprechen zu können, statt sich seitenweise Listen mit unregelmäßigen Verben aneignen zu müssen.

Alles, was mit Routine und Wiederholungen zu tun hat, was nichts Neues oder Aufregendes enthält, löst erst einmal Widerstand bei Frauen und Mädchen mit AD(H)S aus. Das führt oft zu mangelndem Durchhaltevermögen. Leider besteht irgendwann auch das spannendste Projekt aus einzelnen Arbeitsschritten, die umzusetzen sind, und ab da wird es schwierig – es sei denn, man hat Mitarbeiter, die den langweiligen Teil für einen erledigen, während man selbst sich kreativ mit neuen Projekten befassen kann. Wenn man so ein Glück nicht hat, kann es passieren, dass man immer wieder Dinge anfängt und nichts zu Ende bringt, Projekte und Ideen irgendwie versanden. Dass man mehrere Sprachen »so ein bisschen« kann, aber keine so richtig. Oder dass man immer wieder an vermeintlich langweiligen Tätigkeiten wie dem Haushalt scheitert.

Erinnerst du dich noch an Eminas Beispiel vom ganz normalen Montag, an dem sie sich völlig verzettelt? Darin sehen wir ein typisches Dilemma, das aus der Aussicht auf eine potenziell langweilige und zähe Situation entsteht. Diese Situationen werden als unangenehm erlebt, was die Vermeidungstendenz erklärt. Zudem wird ein AD(H)S-Antrieb durch langweilige Aufgaben schlicht zu wenig inspiriert, um sich irgendwie angesprochen zu fühlen. Da muss man schon mit etwas deutlich Spannenderem daherkommen. Emina prokrastiniert stundenlang antriebslos vor sich hin, mit auf Dauer ganz schön verheerenden Folgen. Zum einen ist die Ablage nicht sortiert, was zum Problem werden kann, z. B. bei Abgabefristen, zu tätigenden Überweisungen – aber natürlich auch im Beruf, wenn man bestimmte Aufgaben vor sich herschiebt. Hinzu kommt das schlechte Gewissen oder auch ein Gefühl von Scham: »Ich habe mal wieder nichts geschafft.« Und der Berg wird immer größer:

Beim nächsten Mal ist der Ablagestapel immer noch da und zusätzlich die Erfahrung, dass es ja schon einmal nicht geklappt hat, ihn zu »besiegen«. Außerdem schlägt so ein Zustand, in dem nicht viel geht, deutlich auf die Stimmung, man wird immer träger, antriebsloser und übellauniger. So hat es sich also nicht einmal gelohnt, die Arbeit aufzuschieben. Insgesamt also eine Lose-lose-lose-lose-Situation.

Jedoch gibt es auch viele Frauen mit AD(H)S, denen es im Leben nicht passieren würde, sich vor einer Tätigkeit zu drücken. Bei denen immer alles tipptopp sauber ist und alle Fristen eingehalten werden. Sie neigen eher zu Perfektionismus bzw. einer gewissen Zwanghaftigkeit. Häufig hatten sie schon in ihrer Kindheit und Jugend perfektionistische Ansprüche an sich selbst und wenig Toleranz gegenüber eigenen Schwächen und Unzuverlässigkeiten. Der Mechanismus dahinter ist ein Kompensationsprozess. Diese Frauen haben schon früh in ihrem Leben gelernt, dass sie sich viel mehr disziplinieren müssen als andere, um Erwartungen und Ansprüchen von außen – und später dann auch von innen – gerecht zu werden. Viele gehen gnadenlos mit sich um, wobei man von außen häufig nur das Ergebnis sieht (»Bei der läuft immer alles super, die hat die Dinge im Griff«). Wenn man sich jetzt noch einmal in Erinnerung ruft, was die Besonderheiten eines AD(H)S-Antriebs sind, kann man sich in etwa vorstellen, wie anstrengend so eine Strategie ist, bei der die eigenen Schwächen mit viel Disziplin und Härte »wegkompensiert« werden. Uns begegnen regelmäßig Frauen, denen das einige Jahrzehnte ganz gut gelingt, die aber irgendwann darüber einbrechen, dass sie zu hart mit sich umgegangen sind.

Der Oktopus-Modus

Auch in Bezug auf den Antrieb gibt es die andere Seite. Wenn sich der Antrieb ausreichend angesprochen fühlt, was meistens erst ab einer hohen Drehzahl der Fall ist, dann kommen Personen mit AD(H)S so richtig in Fahrt. Wenn zum Beispiel im Betrieb die Hälfte der Kolleginnen wegen einer Lebensmittelvergiftung ausfällt und die Frist für die Abgabe des Projekts am Abend trotzdem eingehalten werden muss. Wenn ein Plan nicht funktioniert und von jetzt auf gleich ein neuer hermuss. Dann schalten Personen mit AD(H)S in etwas, was man als »Oktopus-Modus« bezeichnen kann – man kann gefühlt mit acht Armen gleichzeitig arbeiten, wo andere nur zwei haben. Während die meisten Kolleginnen bei zu viel Stress anfangen, nervös zu werden und Fehler zu machen, fühlen sich Personen im Oktopus-Modus erst so richtig wohl und können brisante Situationen oft mit viel Klarheit, Ruhe und Übersicht bewältigen. Aus diesem Grund findet man Personen mit AD(H)S häufig in Berufen, in denen eher viel los ist und gefordert wird, z. B. in Notaufnahmen. Eher ruhige Tätigkeiten, z. B. in der Verwaltung, kommen für viele schon wegen des »Emina-und-der-Ablagestapel«-Phänomens nicht in Frage.

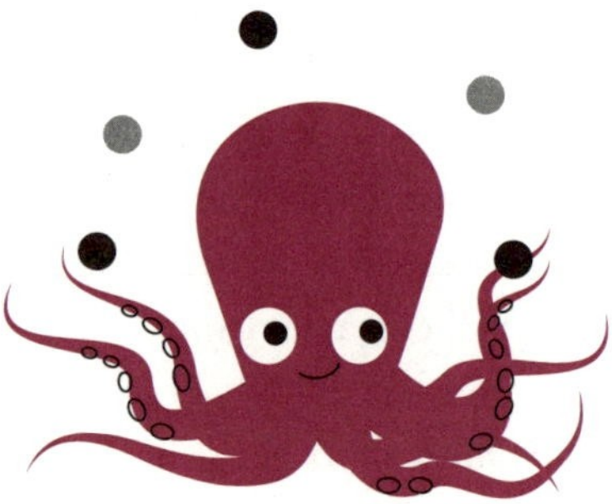

Christiane arbeitet als Krankenschwester und muss ständig Stresssituationen meistern. Es ist eigentlich nie genug Personal da, um alle Patienten gut zu versorgen. Grundsätzlich mag sie ihren Beruf sehr gerne, sie ist immer in Bewegung, hat Kontakt zu vielen Menschen und ist

sowohl bei Patientinnen als auch bei Kollegen beliebt. Diese schätzen vor allem, dass Christiane sich nicht aus der Ruhe bringen lässt und immer für alle ansprechbar ist. Sie selbst fühlt sich in Situationen, in denen »die Hütte brennt«, ganz in ihrem Element. Es macht ihr Spaß, immer wieder neu herausgefordert zu werden. Wenn sie nach einer Schicht nach Hause kommt, fühlt sie sich allerdings häufig völlig erledigt und ausgelaugt, hat miese Stimmung und oft noch nicht einmal mehr die Energie, sich etwas zu essen zuzubereiten.

Das Beispiel zeigt, dass der AD(H)S-Antrieb zwei Seiten hat. Christiane fühlt sich wohl und ausgeglichen, kann in Notsituationen deutlich mehr leisten als andere und erhält dafür die entsprechende Anerkennung. Gleichzeitig verbraucht dieser Zustand viel Energie, sodass es im Anschluss häufig zu einem Einbruch – sowohl in Bezug auf den Antrieb als auch die Stimmung – kommt. Wir kennen das vom Autofahren: Wenn wir richtig auf die Tube drücken, kommen wir schnell von A nach B. Allerdings ist der Tank auch deutlich schneller leer, weil wir nicht besonders spritschonend fahren.

Aufgrund des Flow-Erlebens geraten die eigenen Grenzen oft aus dem Blick. Christiane denkt wohl kaum: »Oh, das war anstrengend, ich sollte mal eine Pause machen«, sondern flitzt einfach von einer Aufgabe zur nächsten. Das ist währenddessen kein Problem. Erst nach Abfall der Belastung bemerkt sie, dass die eigene Energie eigentlich schon lange verbraucht ist. Mittelfristig führt das häufig dazu, dass der Alltag von Frauen mit AD(H)S aus der Balance gerät: Sie sind nach der Arbeit völlig erschöpft, sie haben keine Lust und keine Energie mehr, sich mit ihrem Partner oder ihrer Partnerin zu unterhalten, Freunde zu treffen, etwas Schönes zu kochen oder sich zur Yogastunde aufzuraffen. Vermutlich werden sie nur noch ein wenig vor dem Fernseher vor sich hinvegetieren. Auf Dauer führt das also zu einem unausgewogenen Lebensstil, weil die Arbeit die ganze Energie verbraucht und nichts mehr für ausgleichende Tätigkeiten übrig lässt. Und das kann auf lange Sicht depressiv machen.

Chaos im Kopf oder: Ein Einfall kommt selten allein

»Ich habe sehr oft Ärger bekommen bzw. musste oft Strafarbeiten schreiben, da mein Schulzeug sehr unordentlich oder nicht vorhanden war oder ich es verloren hatte. Auch Turnbeutel, Geldbeutel oder Fahrkarte habe ich oft verloren. Oder ich habe vergessen, mir Straßenschuhe anzuziehen, und bin mit Hausschuhen rausgegangen.«

Tausend Gedanken im Kopf, aber leider oft nicht den einen, der gerade benötigt wird: Das ist für viele Frauen und Mädchen mit AD(H)S ein bekannter Zustand. Und dadurch entsteht Chaos. Das Mädchen aus dem Beispiel war ständig mit den Gedanken woanders. Und so kann man natürlich schlecht überprüfen, ob man alles Wichtige für den Schultag dabeihat. So kommt es, dass man sich in Situationen wiederfindet, in denen man kritisiert wird. Und wenn dann nicht klar ist, dass es sich um eine AD(H)S-Problematik handelt, werden andere Gründe unterstellt: Desinteresse, Unhöflichkeit oder Faulheit zum Beispiel.

Gerade bei Frauen und Mädchen, die großen Wert darauf legen, sich anzupassen und alles richtig zu machen, entsteht großer Stress, weil sie regelmäßig in Situationen geraten, in denen mal wieder jemand sauer auf sie ist. Darüber hinaus entstehen oftmals ganz konkrete Folgeschwierigkeiten, die unangenehm, anstrengend oder auch teuer werden können – das weiß jede, die schon einmal die Papiere aus dem verlorenen Portemonnaie neu organisieren oder den Schlüsseldienst rufen musste. Abgesehen davon, dass es natürlich anstrengend und nervig ist, wenn man ständig Sachen suchen muss und Termine vergisst.

Auf Dauer führt das dazu, dass Frauen und Mädchen mit AD(H)S ihrer eigenen Kontroll- und Steuerungsfähigkeit nicht mehr über den Weg trauen – was wiederum zu ständiger Unsicherheit und zu ausgiebigem Kontrollverhalten führen kann.

Besonders herausfordernd wird es, wenn Frauen mit AD(H)S eigene Kinder haben, was viel Organisieren und Alles-im-Blick-Haben erfordert. Es kommt schließlich nicht gut an, wenn man vergisst, das eigene Kind rechtzeitig in der Kita abzuholen. Einen Alltag mit Kindern und Beruf zu organisieren ist schon für Frauen ohne AD(H)S anstrengend genug. Wenn wir uns jetzt noch einmal in Erinnerung rufen, dass AD(H)S eine starke genetische Komponente hat, dann ist die Wahrscheinlichkeit recht hoch, dass die Kinder von Müttern mit AD(H)S auch dazu neigen, ihre Hausaufgaben oder den Turnbeutel zu vergessen.

Häufig sind die Mütter in der Verantwortung, dafür Sorge zu tragen, dass alles am Platz ist und alle Aufgaben erledigt wurden. Dass das mehr als anstrengend ist und das Potenzial hat, in völligem Chaos zu enden, überrascht vermutlich niemanden. Es müssen also kreative Lösungen her: Eine Patientin, die selbst und deren drei Kinder mit AD(H)S diagnostiziert worden waren, berichtete einmal davon, dass sie zu Hause einen Korb mit fünf Ersatzhaustürschlüsseln besaß. Wenn mal wieder eines ihrer Kinder seinen Schlüssel verloren hatte, konnte es sich dort bedienen, bis der eigene Schlüssel wieder aufgetaucht war.

»Ich vertraue mir selbst nicht, z. B. im Alltag. Ich stecke mein Handy und meinen Geldbeutel in die Tasche und bin mir fünf Minuten später schon nicht mehr sicher, ob ich es tatsächlich eingesteckt habe. Ich merke mir einen Termin und bin mir doch unsicher, ob er stimmt.«

Auf der anderen Seite gibt es Frauen und Mädchen mit AD(H)S, bei denen von dem ganzen Chaos nach außen nichts zu sehen ist. Im Gegenteil, alles ist geordnet und strukturiert, manchmal wirken sie fast ein bisschen zwanghaft. Die sich dahinter verbergende Kompensationsleistung, besteht darin, alles mehrfach zu kontrollieren, Termine immer direkt in den Kalender zu schreiben, für alle möglichen Abläufe ein System zu entwickeln und sich immer strikt daran zu halten. Das funktioniert bei vielen ganz gut, hat aber auch Nachteile. Zum einen ist das extrem anstrengend und erfordert ein hohes Maß an Disziplin und Kontrolle. Zum anderen fehlt häufig eine Flexibilität: Dinge müssen immer exakt gleich gemacht werden, weil es nur so möglich ist, das innere Chaos im Griff zu behalten. Außerdem entsteht eine Diskrepanz zwischen dem eigenen inneren Erleben und der Sichtweise, die die Außenwelt von einem hat. Stell dir vor: Alle denken, du hast immer alles unter Kontrolle und bist super organisiert, nur du selbst weißt, dass es innen ganz anders aussieht und sich wie ein Riesenchaos anfühlt. Das macht einerseits ein bisschen einsam, weil man sich anderen gar nicht mitteilen kann. Und wenn man es doch tut, bekommt man zu hören: »So ein Blödsinn, du bist einfach nur Perfektionistin!« Andererseits besteht immer die Gefahr, dass das Kartenhaus plötzlich zusammenbricht und dann alle merken, dass man eigentlich »nichts« im Griff hat.

»Ich habe oft von Leuten gehört, ich sei sehr diszipliniert und strukturiert, dabei empfinde ich es als das Gegenteil. Ich denke immer, wenn ich weniger kontrolliere, bricht das Chaos aus und alles bricht zusammen.«

Das innere Chaos besteht zu großen Teilen aus Gedanken, Ideen und Befürchtungen, die oft gleichzeitig durch den Kopf schwirren. Sie machen es unmöglich, einen klaren Gedanken zu fassen. Das führt dazu, dass man z. B. beim Durchdenken eines Problems immer noch weitere Probleme entdeckt, statt fokussiert eine Lösung für das ursprüngliche zu finden. Dabei entsteht häufig eine Art »Gedankenstau«. Das ist in etwa so, als ob eine fünfspurige Autobahn auf einmal auf eine Spur verengt werden muss. Es folgt: eine völlige Blockade.

Die Flucht aus der Unterstimulation oder: Kicks, Kicks, Kicks

Dysfunktionale Stimulationsstrategien	Funktionale Stimulationsstrategien
+ andere provozieren + einen Streit anzetteln + zu schnell Auto oder Fahrrad fahren + rote Ampeln ignorieren + den Unterricht stören + Drogen nehmen + fremde Personen »abschleppen« + Straßenbahnsurfen + klauen + am Abgrund balancieren + fremdgehen + Glücksspiel + eine Riesen-bestellung beim Onlineversand aufgeben + …	+ beim Fernsehen stricken + Sport machen + Fallschirm springen + kalt duschen + ein Referat halten + Haare färben + ein neues Spiel spielen + etwas sehr Scharfes essen + einen anderen Weg nehmen + einen Comic beim Zuhören malen + laut singen + einen intensiven Duft riechen + eine Rucksackreise durch Chile planen + …

Wir haben schon darüber gesprochen, dass viele Frauen und Mädchen mit AD(H)S Stimulation brauchen – also etwas, was anregend, spannend oder interessant ist. Und dass der Alltag hingegen häufig viel Routine, viele langweilige oder wenig anregende Dinge und Tätigkeiten für uns bereithält. Was kann man jetzt tun, um mit diesem Problem umzugehen?

Stell dir eine Person vor, die sich einen richtig teuren Sportwagen mit viel PS gekauft hat. Jetzt wohnt diese Person in einer Stadt – nennen wir sie mal Zasel oder Bürich –, die in einem Land liegt, in dem man nicht schneller als 120 km/h fahren darf. Das Auto ist also gewissermaßen die ganze Zeit unterstimuliert. Wie lässt sich dieser Zustand durchbrechen? Die Antwort sehen wir bei uns im Grenzgebiet dieses fiktiven Nachbarlandes ziemlich regelmäßig. Da heizen dann die Sportwagen über die Autobahn und fahren ihre Maschinen einmal voll aus. Weil sie es dort (noch) dürfen.

Sich in ständiger Unterstimulation zu bewegen ist unangenehm und unbefriedigend. Ähnlich wie bei unserem Sportwagenfahrer gibt es also eine Tendenz, diesen Zustand immer wieder zu durchbrechen und mal so richtig aufs Gas zu treten. Das ist erst einmal völlig nachvollziehbar, kann aber ziemlich gefährlich werden. Manche Frauen und Mädchen mit AD(H)S jagen immer wieder diesem Zustand hinterher. Sie sind also ständig auf der Suche nach Abenteuern und Kicks, weil sie die meisten Situationen als zu fad, zu eintönig und einfach zu wenig anregend empfinden. Was hilft? Achterbahnfahren, Bungee-Jumping, Mountainbiken, sich tätowieren oder piercen lassen oder auch schnelles Autofahren – Hauptsache Adrenalin.

Dabei gibt es jedoch verschiedene Probleme, die auftreten können. Zum einen sind viele Situationen nicht leicht in den Alltag einzubauen. Die wenigsten von uns besitzen wohl einen eigenen Fallschirm und kennen jemanden, der sie regelmäßig aus der Luft abwirft, wenn sie sich gerade unterstimuliert fühlen. Es dürfte für viele auch schwer umzusetzen sein, sich einmal wöchentlich in einen Freizeitpark zu begeben und sich dann mit Hochgeschwindigkeit durch die Gegend wirbeln zu lassen. Abgesehen davon, dass sich der Effekt auf Dauer leider auch abnutzt.

Das andere Problem: Vieles solcher Aktivitäten sind mit Gefahr verbunden – wie zum Beispiel schnelles Autofahren oder Drogenkonsum. Viele unserer Patientinnen beschreiben, dass sie mit über 200 km/h über die Autobahn jagen. Ein weiterer – potenziell sehr gefährlicher – Bereich, der gerade bei Frauen mit AD(H)S eine Rolle spielt, ist der der Sexualität. Es kommt nicht selten vor, dass sich unsere Patientinnen auf der Suche nach sexuellen Abenteuern in schwierige, unangenehme oder sogar gefährliche Situationen begeben. Oft leidet danach ihre Selbstachtung – vor allem bei Frauen, die immer wieder in die gleichen unangenehmen Situationen geraten und die im Nachhinein von den immer gleichen schlechten Gefühlen geplagt werden.

Neben Selbstvorwürfen und negativen Auswirkungen auf das Selbstbild spielt Scham eine zentrale Rolle. Daher ist es wichtig, solche Verhaltensweisen vor dem Hintergrund der AD(H)S-Mechanismen einzuordnen und zu verstehen, z. B. im Rahmen einer Therapie. Nur so kann an einer Veränderung gearbeitet und der Teufelskreis dauerhaft durchgebrochen werden.

»Ja, Hochrisikoverhalten, das kenne ich, wie beispielsweise viele Tabletten zu schlucken, um zu sehen, was passiert. Ich hatte keine suizidalen Gedanken dahinter. Eben um diesen »Kick« zu bekommen. Ich hatte auch sehr viele Liebesbeziehungen und wurde oft als ›Schlampe‹ bezeichnet.«

Neben dieser Suche nach Kicks gibt es auch eine Reihe von Verhaltensweisen, die im Alltag für mehr Stimulation sorgen sollen. So brauchen viele betroffene Frauen und Mädchen entweder dauernd Musik oder können sich nur konzentrieren, wenn sie mit ihrem Laptop in einem vollen Café sitzen.

»Wenn wir abends zusammen einen Film gucken, dann werde ich wahnsinnig, wenn ich nicht parallel noch etwas zu tun habe, z. B. Stricken oder Sudokus lösen. Mein Mann ist dann immer beleidigt, weil er sagt, dass ich nicht richtig bei der Sache bin und mich nicht auf unseren gemeinsamen Abend einlasse. Dabei finde ich die Vorstellung, anderthalb Stunden auf der Couch zu sitzen und nichts zu tun außer Filmschauen, einfach nur grauenhaft. Ein bisschen so, als müsste ich vor Langeweile sterben.«

Es geht also dabei immer – im Kleinen wie im Großen – um Stimulation. Interessant ist, dass es dabei nicht darauf ankommt, ob es positive oder negative Stimulation ist. Streiten zum Beispiel ist auch Stimulation.

Monique kommt relativ geknickt in die Therapie. Sie hatte gestern wieder Krach mit ihrem Freund, der ziemlich unschön geendet ist. Am meisten quält sie, dass sie ihren Freund die ganze Zeit provoziert hat und eigentlich schon gewusst hat, dass das kein gutes Ende nimmt. Sie erzählt, sie habe einfach nicht aufhören können und so lange weiter gestichelt, bis er schließlich wutentbrannt die Wohnung verlassen habe. Obwohl es eigentlich gar keinen Grund gegeben habe. Danach habe sie sich fürchterlich gefühlt.

Solche Situationen sind ein – wenn auch kein konstruktiver, aber zumindest kurzzeitig erfolgreicher – Weg, Unterstimulation zu beenden. Leider oft mit negativen Folgen für andere und für einen selbst: Schuldgefühle oder auch Scham über das eigene Verhalten bzw. die eigene Person machen sich breit. Ganz besonders dann, wenn man nicht weiß, dass man von AD(H)S betroffen ist, folgen problematische Selbsturteile wie: »Ich verstehe mich selbst manchmal nicht«, »Kein Wunder, dass mein Freund so langsam an Trennung denkt«, »Es hätte so ein ruhiger Abend werden können«.

Sich Sorgen zu machen ist eine weitere Art, Unterstimulation zu beenden – aber so richtig. Weil Frauen und Mädchen mit AD(H)S häufig eine sehr lebhafte Fantasie und eine ausgeprägte Vorstellungskraft besitzen, können sie Situationen »vor sich sehen«. Sogenanntes katastrophisierendes Denken, also sich gedanklich genau in Situationen hineinzuversetzen, die in der Zukunft eintreten könnten, ist beängstigend und belastend – aber genauso anregend und damit ein hilfreiches Mittel gegen Langeweile. Was passiert, wenn sich dieser Mechanismus zu einer eigenständigen Angststörung entwickelt, sehen wir uns später an.

Man kann sich vorstellen, wie unangenehm Unterstimulation für Betroffene ist, wenn sie, um es zu vermeiden, »lieber« einen Streit vom Zaun brechen oder sich exzessiv Sorgen machen. Das alles geschieht natürlich nicht bewusst. Gerade deswegen ist es für Betroffene vielfach eine große Entlastung, die Hintergründe zu verstehen, um eigenem »unsinnigen« Verhalten mit mehr Verständnis zu begegnen und auf dieser Basis an einer Veränderung arbeiten zu können.

Und dann gibt es noch die »Dauerstimulationen« im Alltag. Darunter fallen Verhaltensweisen, die unbewusst und ohne gezielte Steuerung passieren. Das führt dazu, dass man selbst gar nicht versteht, welche Funktion sie eigentlich haben. Und genau hier liegt das Problem. Nehmen wir ein Beispiel: Essen. Das hilft gegen Unterstimulation und Langeweile. So kann es passieren, dass eine Person, die unterstimuliert ist, ständig irgendetwas zu knabbern braucht und so über den Tagesverlauf große Mengen an Süßigkeiten zu sich nimmt – auf Dauer mit entsprechenden Folgen für das Gewicht. Wenn der Mechanismus dahinter nicht verstanden wird – dass es sich um eine Strategie gegen Unterstimulation handelt–, dann wird sich die Person dafür verurteilen, dass sie es einfach nicht hinbekommt, das eigene Essverhalten zu kontrollieren. Es kann sein, dass ein Teufelskreis zwischen Diäten und unkontrolliertem Essen mit gravierenden Auswirkungen für das Selbstbild entsteht. Und natürlich immer wieder mit der Erfahrung des Scheiterns. Deshalb ist es so wichtig zu verstehen, was eigentlich los ist.

Immer in Bewegung oder: *Hyperactive Girl*

»Ich war ein sehr aktives, fröhliches und aufgewecktes Kind, trotz der Mobbingerfahrungen in der ersten und zweiten Klasse. Ich empfand es als sehr langweilig, mit den Mädchen zu spielen, teilweise sogar ätzend, weshalb ich nur mit den Jungs aus meiner Klasse Ballspiele gespielt habe. Dadurch wurde ich oft schräg angesehen von den Mädchen. Ich provozierte die Jungs sehr oft, bis es zu Schlägereien zwischen mir und ihnen kam. Auch zu Hause habe ich nur mit den Freunden von meinem Bruder, die aus meinem Dorf kamen, eher männliche Aktivitäten gemacht. Ich habe echt sehr viel Blödsinn gemacht, da ich alles andere als zu langweilig empfunden habe.«

Während Jungen, die ständig in Bewegung sind, als »lebhaft« gelten und dabei in das Schema passen, das wir von ihnen haben, ist das bei Mädchen nicht der Fall. Sie werden für ihr Verhalten kritisiert. Man erwartet von ihnen, sich mit »Mädchenaktivitäten« zu beschäftigen und sich dem Rollenbild konform zu verhalten. Gerade im Kindesalter, wenn die Rückmeldung durch andere Kinder für die Entwicklung des eigenen Selbstbilds zentral ist, kann das sehr problematisch sein. Gut also, wenn es die Möglichkeit gibt, Sport zu machen und den eigenen Bewegungsdrang auf diese Weise auszuleben. Bei Mädchen, die diese Möglichkeit nicht haben, mündet Hyperaktivität oft in unkontrolliertes Verhalten, darin, dass Dinge zu Bruch gehen und am Ende mal wieder alle sauer sind.

Auch im Erwachsenenalter ist es wichtig, diesem Bewegungsdrang gerecht zu werden. Oft ist das nicht ganz leicht. Man kann seinem Chef schließlich nur schwer vermitteln, dass man lieber zwei Stunden später zur Arbeit kommt, weil es hilfreich ist, vorher noch ausgiebig joggen zu gehen. Hinzu kommt die innere Unruhe, das andauernde Gefühl, nicht zur Ruhe zu finden. Das äußert sich z. B. in ständigen kleinen Bewegungen, darin, immer etwas in der Hand halten zu müssen, während einer Sitzung hundertmal die Sitzposition zu ändern oder in Meetings komplexe Zeichnungen anzufertigen. Das alles sind Tätigkeiten, die nach außen hin nicht unbedingt seriös und professionell wirken.

Die Sache mit der Impulsivität oder: *I want it NOW*

Impulsivität hat viele Facetten: Ungeduld, eine kurze Zündschnur, sich an Sachen »festbeißen« – wobei allen diesen Aspekten gemein ist, dass sie von außen meist als negativ und wenig »weiblich« angesehen werden. Impulsivität kann in Alltagssituationen auftreten, z. B. wenn man innerlich eine Krise bekommt, weil man sich mal wieder an der langsamsten Schlange im Supermarkt angestellt hat. Solch eine Situation ist wahrscheinlich jeder von uns schon einmal passiert. Frauen und Mädchen mit AD(H)S können jedoch in ernsthafte Probleme geraten, wenn sie ihr Verhalten ständig nicht kontrollieren können und impulsiv »rausschießen«.

Aus einem Grundschulzeugnis, erste Klasse: »Christiane fällt es noch sehr schwer, ihre eigenen Bedürfnisse zurückzustellen. Somit gelingt ihr nicht immer das Zusammenarbeiten mit anderen.«

Das Problem ist hierbei die Beurteilung des impulsiven Verhaltens durch andere. Mädchen mit AD(H)S gelingt es oft nicht, eigene Ideen und Einfälle zurückzuhalten, zu warten, bis sie an der Reihe sind. So kommt es dazu, dass ein im Kern positiv begründetes Verhalten – Christiane ist so interessiert am Thema, dass sie ihre Ideen sofort mit anderen teilen »muss« – von außen als unhöflich, egoistisch, wenig sozial eingeordnet wird. Und noch in der Situation selbst zu einer negativen Rückmeldung führt.

Mädchen mit AD(H)S, die ihre Einfälle und Ideen unmittelbar kundtun, wird oft vorgeworfen, sie wollten sich in den Mittelpunkt drängen. Dabei geht es ihnen gar nicht darum. Der Vorwurf ist aber gravierend, sodass viele Mädchen anfangen, an ihren eigenen Absichten zu zweifeln: »Will ich wirklich nur Aufmerksamkeit?«, »Warum kann ich meinen Bruder nicht mal ausreden lassen?« Im Erwachsenenalter setzt sich das Problem in der Regel fort. Auch hier ist das Grundprinzip zu sehen, dass Gedanken im Gehirn mit einem DRINGEND-Stempel versehen sind, der es ihnen nicht erlaubt, abzuwarten, ob der Gesprächspartner gerade empfangsbereit erscheint, ob es die geeignete Umgebung für ironische Kommentare ist oder ob vielleicht gerade noch eine andere Person spricht.

»Die Lehrer meinten sehr oft beim Elternsprechtag, ich sei frech, aufmüpfig und unverschämt. Ich musste oft vor die Tür und nachsitzen.«

Die Umgebung wertet das Verhalten als unhöflich, selbstzentriert und respektlos, wobei es nicht die Absicht der Betroffenen ist, die Bedürfnisse anderer zu übergehen. Frauen und Mädchen mit AD(H)S geraten damit immer wieder in Situationen, in denen sie in ihrem Erleben zu Unrecht gemaßregelt werden oder merken, dass alle anderen wieder gestört oder genervt sind oder abweisend reagieren.

Oder aber sie greifen auch hier wieder zur Gegenstrategie: Sie sagen vorsichtshalber gar nichts mehr. Andere gehen direkt zum Angriff über. Viele Frauen und Mädchen, die die Erfahrung machen: »Immer wenn ich mich äußere, kann es passieren, dass die Leute genervt sind oder dass ich jemanden versehentlich beleidigt habe«, legen sich eine Art inneren Zensor zu, der darauf ausgelegt ist, solche unangenehmen Situationen zu vermeiden. Diese Frauen und Mädchen sind also nach außen hin sehr ruhig, passen sich den anderen an, trauen sich nicht, ihre Meinung kundzutun, obwohl es innerlich weiterbrodelt. Dass diese Strategie auf Dauer nicht gesund sein kann, leuchtet ein.

Ein weiteres Impulsivitätsphänomen ist das »Festbeißen«. Man kann sich das wie bei einem Kleinkind vorstellen, für das es völlig normal ist, sich voller Wut auf diese ungerechte Welt im Supermarkt auf den Boden zu werfen, weil die Eltern ihm gerade kein Spielzeug kaufen möchten. Frauen und Mädchen mit AD(H)S geraten auch in solche Zustände, in denen sich die Wahrnehmung auf den aktuellen Moment verengt und alles andere keine Rolle mehr spielt – besonders, wenn es um Ungerechtigkeiten geht. An sich ist das eine gute Sache: Rückgrat zu zeigen und sich für andere einzusetzen (siehe *Kapitel 7*). Es kann aber auch zum Problem werden, wenn man die Verhältnismäßigkeit verliert, also für Sachen kämpft, die im Großen und Ganzen keine so große Rolle spielen (z. B. was es heute Abend zu essen gibt). Oder aber, wenn die Reaktion im Vergleich zum Auslöser heftig ausfällt, man also wegen vermeintlicher Kleinigkeiten eskaliert und dann als »Dramaqueen« gilt.

»Zu Hause hatte ich viele Streitereien mit meiner Familie, da ich sehr oft Wutausbrüche hatte. Ich habe oft geschrien, jedoch bin ich nur in meinem Zimmer ausgerastet, da ich trotz allem sehr viel Respekt vor meinen Eltern hatte und außerdem wusste, welche Strafen auf mich zukommen würden, wenn ich mich so verhalten würde, wie mein Bruder es tat.«

In diesem Beispiel wird deutlich, welchen Stress solche Situationen auslösen können. Das Mädchen hat mit aller Kraft versucht, seine Ausbrüche so im Zaum zu halten, dass kein größerer Schaden entsteht. Sie konnte aber einfach nicht aus ihrer Haut. Sie hat trotzdem von ihren Eltern immer die Rückmeldung erhalten, dass sie sich »schlecht« verhält, dass sie »böse« ist. Und diese Beurteilungen haben ihr Selbstbild stark geprägt. Frauen und Mädchen mit AD(H)S erhalten häufig die Rückmeldung, dass sie sich zu sehr aufregen, dass ihre Gefühle falsch sind und sie sich »nicht so anstellen« oder »sich zusammenreißen« sollen. Das kann Betroffene ziemlich verzweifeln lassen, weil ihre Gefühle in dem Moment tatsächlich echt und da und stark sind.

Mit starken Gefühlen sind immer starke Gefühlsschwankungen verbunden: Eben war noch alles in Ordnung und jetzt ist Krise angesagt. Wenn die Umgebung das kritisiert, ist das unfair. Denn für die Betroffene selbst ist die Situation mindestens genauso anstrengend und belastend. Und jede, die schon einmal so richtig wütend war, weiß, dass Aussagen wie »Jetzt krieg dich mal wieder ein« die Wut nicht unbedingt besser machen, im Gegenteil. Solchen »Ausrastern« folgt häufig ein schlechtes Gewissen oder ein tiefes Schamgefühl, wenn man »einsieht«, dass das jetzt »mal wieder völlig daneben« war. Und sie sind natürlich auch gefährlich, was Freundschaften und Beziehungen angeht. Es kommt vor, dass Leute sich abwenden, weil Betroffene als zu anstrengend empfunden werden. Oder in einer Beziehung kracht es ständig, obwohl sie auf einer soliden Basis steht. Und die Auswirkungen auf das Selbstbewusstsein sind verheerend: Es tut zweifellos nicht gut, wenn man immer wieder feststellt, dass man es »mal wieder vermasselt« hat.

Wir haben in diesem Kapitel gesehen, dass ein Leben mit AD(H)S auf vielen Ebenen sehr anstrengend sein kann und gravierende Auswirkungen auf das Selbstbewusstsein, Beziehungen und die eigene Lebensstabilität hat. Aber es gibt natürlich auch die andere Seite, auf der Frauen und Mädchen mit gut ausbalancierter AD(H)S Vorteile aus ihren Besonderheiten ziehen können (mehr dazu in *Kapitel 7*). Es ist wichtig als Betroffene, über die AD(H)S und die

Mechanismen dahinter Bescheid zu wissen, um mit den eigenen Besonderheiten wohlwollend und in sinnvoller Weise umgehen zu lernen – und nicht schon im Kindesalter verzerrte Grundannahmen über die eigene Person zu entwickeln.

Kapitel 5
»Ich bin so blöd!« – Negatives Selbstkonzept als zweite Krankheit

Du hast bereits erfahren, dass sich die Symptome bei Frauen und Mädchen mit AD(H)S anders zeigen können als bei Jungen und Männern. Das ist aber nicht der einzige Grund, warum weibliche Personen mit AD(H)S es besonders schwer haben. Du hast außerdem erfahren, wie sich die Symptome auf das Erleben der Frauen und Mädchen in verschiedenen Alltagssituationen auswirken. In diesem Kapitel nehmen wir die Selbstbewertung von Betroffenen und die Bewertung durch andere Personen noch einmal genauer unter die Lupe. Denn die Erwartungen, die die Gesellschaft an Frauen und Mädchen heranträgt, sind nicht die gleichen, die sie an Jungen und Männern heranträgt. Und die Betroffenen leiden unter den Folgen für ihr Selbstkonzept so sehr, dass sie das Leben und den Weg in eine Behandlung erschweren.

Lebendige Chaosstifterinnen oder geltungssüchtige Dramaqueens? – Bewertungen aus dem Umfeld

Motorische Unruhe wird bei Mädchen und Jungen unterschiedlich eingestuft. Ein motorisch unruhiges Mädchen, das ständig auf

Achse ist und nach Abenteuern sucht, gilt als »Wildfang«. An eine möglicherweise zugrundeliegende AD(H)S wird oft nicht gedacht. Jungen gelten von Natur aus als wilder. Wird ihre Impulsivität im Vergleich mit Gleichaltrigen als intensiv wahrgenommen, ist der Gedanke an AD(H)S oft nicht fern.

Die starke Gefühlslage von Mädchen mit AD(H)S, ihre Redseligkeit und Impulsivität werden eher als »Lebhaftigkeit« oder »Temperament« eingeordnet, manchmal auch als »Geltungssucht« oder Hang zum Drama. Ihre Unruhe wird als »Geselligkeit« und ihr Auf-Achse-Sein gerne mit dem Begriff »Partyqueen« gefasst. Im Jugendalter wird ihr trotziges und oppositionelles Verhalten meist der Pubertät zugerechnet und nicht einer möglicherweise zugrundeliegenden AD(H)S mit Emotionsregulationsschwierigkeiten: »Das Mädchen ist erst neun Jahre alt? Ach, die Pubertät beginnt immer früher heutzutage …«

Von ihren Altersgenossinnen werden Mädchen mit AD(H)S oft abgelehnt, weil sie stören und provozieren. Manchmal werden sie auch beneidet, weil sie so viel Energie haben und durchsetzungsstark sind. Mädchen mit ADS werden vielfach gehänselt oder sogar gemobbt, weil sie zu langsam sind und sich oft nur schwer wehren können. Außerdem kann man sie aufgrund ihrer überschießenden Emotionen leicht auf die Palme bringen.

Solche Bewertungen ziehen sich bis ins Erwachsenenalter hinein. Frauen mit AD(H)S werden gemieden, weil sie sich in alles einmischen, und sie werden bewundert, weil sie ihre Projekte energisch durchbringen. Oder sie werden diskriminiert, weil sie die geforderten Leistungen nicht erbringen.

Desorganisierte Männer gelten manchmal als zerstreut. Es ist dann selbstverständlich, dass Partnerinnen, Ehefrauen, Sekretärinnen oder Assistentinnen ihr Leben organisieren. Manchmal wird ihre Zerstreutheit gar mit hoher intellektueller Leistungsfähigkeit (»zerstreuter Professor«) assoziiert. Eine desorganisierte Frau hingegen wird oft als überfordert oder gar als »Dummchen« abgewertet. Sprunghafte Aufmerksamkeit, Schwierigkeiten in der Organisation, Probleme, bei einer Sache zu bleiben oder zu priorisieren, wird bei Frauen von der Umwelt als Manko gedeutet: Sie sind umständlich und unfähig.

Bereits früh sind AD(H)S-bedingte Besonderheiten moralisch bewertet worden. Sir George Frederic Still, ein britischer Kinderarzt, der Kinder mit Verhaltensregulationsproblemen behandelte, berichtet von einem »abnormal defect of moral control«.[1] Auch Melchior Weikard, der als Arzt in der Zeit der Aufklärung tätig war, schreibt: »Jene, bei welchen ein Mangel an Aufmerksamkeit ist, werden gemeiniglich unachtsam, leichtsinnig, flüchtig und ausschweifend genennet.«[2] Bei Mädchen fällt diese moralische Bewertung in der Regel noch strenger aus. Denn die Expressivität ihrer AD(H)S-Symptomatik widerspricht den sozial-kulturellen Normen angemessenen weiblichen Verhaltens. Und da ihre AD(H)S oft übersehen wird, haben sie keine Chance, eine realistische Selbsteinschätzung zu entwickeln.

Zum Scheitern geborene Mogelpackungen? – Selbstbewertungen und Selbststigmatisierung

Mädchen mit AD(H)S haben es schwerer, ein realistisches Selbstbild zu entwickeln, da ihre Leistungsfähigkeit, ihre Stressempfindlichkeit, ihr Antrieb und ihre Stimmung stark schwanken können. Aus diesen Erfahrungen der Unkontrollierbarkeit und Unvorhersagbarkeit resultieren Selbstbewertungen und Annahmen über das eigene Funktionieren, die wiederum in Kompensationsmechanismen und Bewältigungsstrategien münden. Auch hier scheinen die Geschlechter sich zu unterscheiden. Frauen versuchen mehrheitlich, durch Anpassung und Vermeidung ihre Besonderheiten zu kompensieren. Ihre Grundannahmen – »Ich genüge nicht«, »Ich bin zu dumm«, »Ich bin eine Versagerin«, »Ich bin nicht okay« – gehen oft mit Gefühlen der Scham und des Scheiterns einher.

Im Leben von Mädchen mit AD(H)S beginnt die Wahrnehmung des Andersseins in vielen Fällen in der Schule. Wenn die Umwelt auf diese Besonderheiten reagiert, wenn Anpassung an soziale Kontexte erwartet und notwendig wird. Im Erwachsenenalter treten die direkten Beeinträchtigungen durch die AD(H)S-Symptomatik häufig in den Hintergrund. Stattdessen treten die Beeinträchtigungen durch die im Leben mit AD(H)S erworbenen Grundüberzeugungen und deren Auswirkungen immer deutlicher zutage.

Da Frauen mit AD(H)S wenig den ihnen gesellschaftlich zugeschriebenen Eigenschaften entsprechen, ecken sie an oder werden

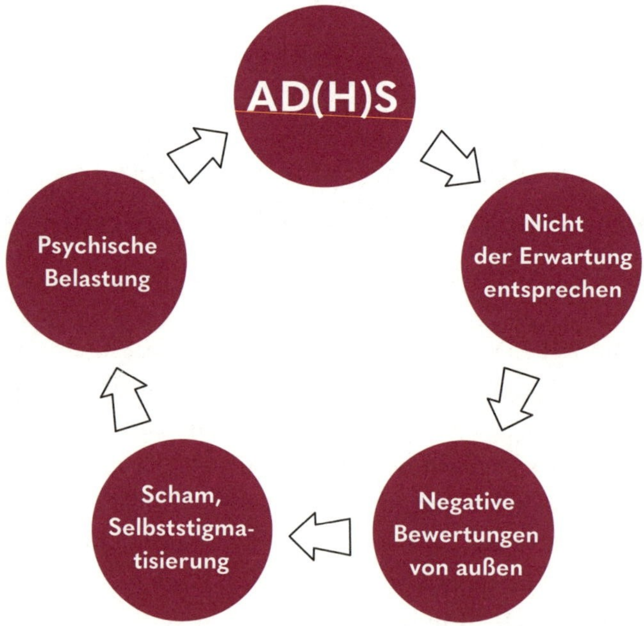
AD(H)S
Nicht der Erwartung entsprechen
Negative Bewertungen von außen
Scham, Selbststigmatisierung
Psychische Belastung

abgelehnt. Sie versuchen sich anzupassen, was jedoch aufgrund der nicht zu kontrollierenden biologischen Besonderheiten oft misslingt. Die aus diesen Anstrengungen resultierenden Überzeugungen und Selbstbilder sind vielfach hinderlich. Immer damit beschäftigt, sich zu kontrollieren, sich zurückzuhalten, sich zu regulieren, gelangen viele Frauen mit AD(H)S an den Rand eines Burn-outs oder werden depressiv. Die ursprünglichen AD(H)S-Symptome werden durch Stressbelastung und Depression verstärkt.

Die von Frauen mit AD(H)S entwickelten negativen Selbstkonzepte entpuppen sich oft als zweite Krankheit, unter der die Betroffenen leiden und die ihr Leben entscheidend prägen. Nicht selten hindern sie auch die Betroffenen daran, eine Therapie zu beginnen.

Kapitel 6
AD(H)S kommt selten allein – Begleiterkrankungen und Folgeprobleme

Bei vielen Frauen und Mädchen mit AD(H)S hören die Schwierigkeiten aber hier noch nicht auf. Die beschriebenen AD(H)S-Features stellen einen Risikofaktor für die Entwicklung weiterer Probleme sowie körperlicher und psychischer Erkrankungen dar. Das bedeutet, dass Frauen und Mädchen mit AD(H)S eine höhere Wahrscheinlichkeit haben, z. B. an einer Depression zu erkranken. Oder sie sehen sich in ihrem Werdegang mit anderen ernsthaften Schwierigkeiten konfrontiert, z. B. dem Verlust des Arbeitsplatzes.

Zunächst beschäftigen wir uns mit der Entwicklung psychischer Erkrankungen wie Depressionen oder Suchterkrankungen. Diese sind bei Frauen und Mädchen mit AD(H)S sehr häufig. Die Mechanismen und Zusammenhänge zu verstehen ist wichtig, um sich vor der Entwicklung von Folgekrankheiten besser schützen zu können. Neben diesen Erkrankungen gibt es auch vielfach psychosoziale Probleme in den Bereichen Familie, Arbeitsstelle und Freundeskreis, die ebenfalls sehr belastend sein können. Hiermit befassen wir uns im Anschluss. Falls dir einzelne Punkte bekannt vorkommen und du dich fragst, was du nun mit dieser Erkenntnis machen sollst – dazu kommen wir noch. Hier kümmern wir uns erst einmal um die Bestandsaufnahme.

Psychische Erkrankungen und AD(H)S

Es gibt zahlreiche psychische Erkrankungen, die in Zusammenhang mit AD(H)S-Problemen stehen. Es geht uns dabei darum, dass du ein Verständnis für die Mechanismen, Zusammenhänge und die Hintergründe bekommst. Aus diesem Grund werden wir die Problembereiche darstellen, die nach unserer Erfahrung am relevantesten sind. Wenn du an Zahlen und Fakten interessiert bist, dann wirst du z. B. im *Handbuch ADHS* fündig.[1]

Mama don't preach – Psychische Begleiterkrankungen im Kindes- und Jugendalter

Viele Mädchen mit AD(H)S leiden zusätzlich unter anderen psychischen Problemen. AD(H)S tritt im Kindes- und Jugendalter mit sogenannten Störungen des Sozialverhaltens, mit depressiven und vor allem Angsterkrankungen sowie mit anderen Entwicklungs- und Teilleistungsstörungen gemeinsam auf. Teilleistungsstörungen wie Legasthenie (Lese-Rechtschreib-Schwäche) oder Dyskalkulie (Rechenschwäche) betreffen, wie der Name schon sagt, einen bestimmen Teilbereich, in dem die Leistung einer Person beeinträchtigt ist. Betroffene Personen haben z. B. große Schwierigkeiten, Texte zu lesen und gleichzeitig den Inhalt zu verstehen. Sie tun sich außerdem mit der Rechtschreibung schwer und machen, wenn diese Schwäche nicht behandelt wird, bis ins Erwachsenenalter hinein häufig Fehler. Oder sie können nicht mit Zahlen umgehen und stehen schon bei einfachen Rechenaufgaben vor unüberbrückbaren Hindernissen.

Das Problem dabei ist, dass sie – vor allem, wenn die Teilleistungsstörung bei ihnen nicht diagnostiziert und behandelt wurde – in ihrer allgemeinen Leistungsfähigkeit oft unterschätzt werden. In der Schule geht es vor allem zu Beginn zentral um Lesen, Schreiben und Rechnen. Wenn sich hier also Defizite auftun, kann es leicht passieren, dass das Kind als nicht besonders klug oder leistungsstark beurteilt wird. Dabei hat eine Teilleistungsstörung absolut nichts mit Intelligenz zu tun. Gleichzeitig entsteht bei den Betroffenen selbst der Eindruck, dass sie »einfach zu dumm« sind. Sie verlieren so schon früh das Vertrauen in die eigenen Kompetenzen.

Legasthenie und Dyskalkulie kommen beide im Zusammenhang mit AD(H)S gehäuft vor.[2] Das Tragische: Auch bei einer AD(H)S denken betroffene Kinder häufig, dass sie »zu dumm« sind, weil sie dem Lehrer nicht zuhören können, weil sie immer noch in ihren Sachen kramen, während die anderen Kinder schon eifrig beim Aufgabenlösen sind, weil sie mal wieder nicht mitbekommen haben, was es für Hausaufgaben gab. Wenn dann noch Fähigkeiten wie Lesen, Schreiben oder Rechnen beeinträchtigt sind, wird dieses Denken verstärkt. Aus diesem Grund ist es wichtig, bei entsprechendem Verdacht eine Diagnostik in die Wege zu leiten, um dem Kind möglichst früh ein alternatives Erklärungsmodell zu bieten.

Neben den beschriebenen Teilleistungsstörungen spielen auch sogenannte tief greifende Entwicklungsstörungen im Zusammenhang mit AD(H)S eine Rolle. Die häufigste und relevanteste ist der Autismus. Lange Zeit ist man davon ausgegangen, dass eine AD(H)S und ein Autismus nicht gemeinsam vorkommen können. Heute weiß man: Doch, das tun sie, und das nicht selten. Dabei kann das Vorliegen von beiden Störungsbildern die Sache ganz schön kompliziert machen. Umso besser, dass es mittlerweile therapeutisch viel mehr beachtet wird, dass beides zusammen vorkommen kann. Auf diese Weise ist es möglich, beiden Problembereichen gerecht zu werden, auch wenn das manchmal gar nicht so einfach ist: AD(H)S und Autismus haben einige Überschneidungen, z. B. Überreizungszustände, Anspannung, innere Unruhe. Es gibt aber von beiden Seiten auch unterschiedliche Anforderungen, die sich in die Quere kommen können. So braucht es aus AD(H)S-Sicht Anregung und Action, bei Autismus hingegen mehr Ruhe,

Routine und Reizabschirmung. Es kann somit als ein Balanceakt betrachtet werden, beiden Seiten halbwegs gerecht zu werden. Dabei ist es entscheidend, die Diagnosen zu kennen. Auf dieser Basis ist es möglich, den Alltag bewusst nach den eigenen Bedürfnissen zu gestalten. Wir haben viele Mädchen und junge Frauen mit beiden Problembereichen erlebt, die noch nicht wussten, was bei ihnen los ist, und immer wieder an ihrem Alltag scheiterten.

Auch oppositionelles Trotzverhalten tritt oft mit AD(H)S zusammen auf – und kann das Ausmaß einer eigenständigen Störung annehmen (Störung des Sozialverhaltens). Darüber hinaus findet man nicht selten auch Einnässen als begleitendes Problem.

Mädchen sind häufiger als Jungen mit AD(H)S von sogenannten internalisierenden Störungen wie z. B. Depressionen und Angsterkrankungen betroffen, also Erkrankungen, die sich mehr im Inneren abspielen, als dass sie nach außen getragen werden. Dabei gibt es immer wieder Mädchen mit AD(H)S, bei denen selbstverletzendes Verhalten und Suizidalität auftauchen – manchmal vereinzelt und vorübergehend, z. B. als Anzeichen einer depressiven Verstimmung, manchmal auch länger andauernd. Immer zeigen solche Verhaltensweisen eine ausgeprägte Belastung und Verzweiflung von Betroffenen an und müssen sehr ernst genommen werden.

Im Verlauf der Jugend nehmen, begünstigt durch Impulsivität, Neugier und Risikobereitschaft, der Suchtmittelkonsum und im Verlauf Substanzabhängigkeiten zu. Diese Erkrankungen sind oft beeinträchtigende und schwerwiegende Folgeprobleme von AD(H)S und setzen sich bis ins Erwachsenenalter fort. Oft bedingen sie einen ungünstigen Verlauf mit.

When you just can't get enough – Sucht, Abhängigkeit und Substanzmissbrauch

In diesen Bereich fällt alles, was sich unter dem Label »Problematischer Umgang mit Substanzen« zusammenfassen lässt. Das geht von Alkohol, Nikotin, Cannabis über weitere Drogen, Medikamente und, ja, auch Koffein zählt dazu. Dazu gesellen sich die sogenannten »nicht stoffgebundenen Abhängigkeiten«, also z. B. in Bezug auf Computerspiele, Glücksspiel oder auch »Am-Handy-Rumhängen«. Dabei ist es oft gar nicht so einfach, zu bestimmen, ab wann etwas problematisch ist. Viele von uns würden vermutlich von sich sagen, dass sie zu viel Zeit am Handy oder am Computer verbringen. Das heißt aber noch lange nicht, dass wir alle eine Abhängigkeit oder ein Problem haben.

Es gibt verschiedene Kriterien dafür, ab wann man tatsächlich von einem Problem spricht. Eines davon ist, dass man die Kontrolle ein Stück weit abgegeben hat, also dass man z. B. schon mehrfach versucht hat, sein Verhalten zu ändern, aber es einfach nicht gelingen will. Ein anderes Kriterium ist, dass andere Dinge, die im Leben wichtig sind, zu kurz kommen oder Schaden nehmen. Also wenn z. B. Freundschaften kaputtgehen, weil man seine ganze Freizeit nur noch vor dem Computer verbringt. Oder wenn man es am Morgen nicht rechtzeitig in die Vorlesung schafft, weil man am Abend vorher zu viel Alkohol getrunken hat. Wenn du selbst unsicher bist, ob du ein Problem hast, ist es sinnvoll, eine professionelle Einschätzung hinzuzuziehen, also z. B. mit deinem Hausarzt darüber zu sprechen. Anonym kann man sich alternativ auf der Homepage der Bundeszentrale für gesundheitliche Aufklärung informieren und verschiedene Selbsttests machen.

Aber wie ist nun der Zusammenhang mit AD(H)S? Es gibt verschiedene Mechanismen, die dazu beitragen, dass Personen mit AD(H)S häufiger Suchtprobleme haben als der Durchschnitt. Einen kann man unter dem Begriff »Selbstmedikation« zusammenfassen. Wir haben bereits ausführlich über Schwierigkeiten im Bereich Stimulation und Emotionsregulation gesprochen. Substanzen wie Alkohol, Drogen oder Medikamente können kurzfristig bei der Regulation »helfen«. Eine Person, die den ganzen Tag unter Strom steht, der tausend Gedanken gleichzeitig durch den Kopf schießen und die einfach nicht runterkommen kann, läuft Gefahr, sich abends mit Alkohol zu beruhigen. Wenn Prüfungen anstehen, das Gehirn aber einfach keinen Fokus finden will, kann es verlockend sein, sich mit stimulierenden Substanzen durch die Klausurenphase zu peitschen oder die Hausarbeit »aufzu-Pep-pen«.

Verschiedene Substanzen können »pushen« oder beruhigen und dazu genutzt werden, AD(H)S-bedingte Schwierigkeiten zu regulieren. Das ist kurzfristig leider sehr effektiv, führt aber langfristig dazu, dass man eine Substanz immer mehr »braucht«, weil man weniger auf Alternativstrategien zurückgreift und Hausarbeitschreiben ohne den Einsatz von Stimulanzien nicht mehr vorstellbar erscheint. Irgendwann bleibt die Überzeugung, seinen Alltag nicht mehr ohne Alkohol, Drogen oder Medikamente in den Griff zu bekommen.

Kritisch wird es immer dann, wenn eine Substanz zu einem bestimmten Zweck eingesetzt wird, also eine Funktion bekommt. Das kann sehr unterschiedlich sein – Alkohol kann z. B. dazu »dienen«, den Kopf nach einem turbulenten Arbeitstag zu beruhigen und sich zu entspannen, aber auch dazu, sich vor einer Party lockerer zu fühlen und soziale Ängste zu regulieren. Wichtig ist deshalb, sich im individuellen Fall zu fragen: Wo setze ich Alkohol, Drogen oder Medikamente gezielt ein, um einen bestimmten Effekt zu erzielen? Was würde passieren, wenn ich mein Verhalten ändern würde? Kann ich mir vorstellen, auch ohne gut zurechtzukommen?

Gerade bei Frauen und Mädchen, die den Erwartungen von außen gerecht werden wollen, ist die Gefahr hoch, da durch den Missbrauch von Alkohol und Medikamenten viele ihrer Probleme oberflächlich kaschiert werden können.

Du erinnerst dich vielleicht noch an Christiane, die Krankenschwester im Power-Woman-Modus. Wenn sie von einer Schicht nach Hause kommt, ist sie körperlich meistens völlig erschöpft. Häufig rast der Kopf aber noch, sie fühlt sich gleichzeitig müde und angespannt. Sie kommt nicht zur Ruhe, während ihr Kopf im Schnelldurchlauf die Bilder und Eindrücke des Tages reproduziert. Entspannen kann sie sich erst, wenn sie sich abends ein Glas Rotwein einschenkt. In letzter Zeit sind es auch häufiger mal zwei oder drei Gläser geworden. Vor einiger Zeit hat sie sich dabei erwischt, dass ihr schon der Gedanke an das Weinglas am Abend dabei hilft, den Tag durchzustehen.

Es gibt also mehrere AD(H)S-Features, die die Anfälligkeit für Drogen- oder Alkoholmissbrauch erhöhen: die Suche nach Kicks und Stimulation, die Impulsivität und alles Kurzfristige. Die Ablehnung gegenüber allem, was »sinnvoll«, »vernünftig« oder auch »spießig« und »langweilig« klingt, und die große Schwierigkeit, sich an langfristigen Zielen zu orientieren. Es geht um Spannung und Erlebnisse, darum, den Alltag irgendwie interessant zu gestalten. Im Gehirn wird nach Substanzkonsum kurzfristig das eigene Belohnungssystem angeregt, es wird Dopamin ausgeschüttet – ein Botenstoff, von dem ein AD(H)S-Gehirn nie genug bekommen kann. Es kann somit hilfreich sein, sich immer wieder zu fragen, ob der eigene Alltag ausbalanciert ist. Bin ich momentan zufrieden oder fehlt mir etwas? Brauche ich im Alltag mehr Positives, Tolles, Spannendes, um mein Gehirn zufriedenzustellen? Und wenn ja, was könnte das sein?

Marlene, die in jungen Jahren einiges an Drogenerfahrung gesammelt hat, stabilisierte sich in ihren jungen Erwachsenenjahren gut und baute sich ein »geordnetes« Leben auf. Heute findet sie sich als Ehefrau und Mutter von zwei Kindern in einer Doppelhaushälfte in einem kleinen Ort wieder, was immer wieder zu einem starken inneren Widerstand führt. Wenn sie sich die »Spießigkeit« ihres Alltags vor Augen führt, kommt häufig der Wunsch danach auf, auszubrechen und »noch mal so richtig« feiern zu gehen …

Dein ganz persönlicher Horrorfilm – AD(H)S und Ängste

»Was ist, wenn ich den Herd angelassen habe und jetzt wegen mir das ganze Haus abbrennt?« – Nach allem, was wir bislang über AD(H)S erfahren haben, ist das eine nicht ganz unberechtigte Sorge. Es geht um Kontrolle, die dadurch entsteht, die Dinge im Griff zu haben und sich in der Folge selbst über den Weg trauen zu können. Und diese Kontrolle fehlt Frauen und Mädchen mit AD(H)S häufig und führt zu Verunsicherung. Während ich in Gedanken damit beschäftigt bin, große Pläne für die Zukunft oder die nächste Reise zu schmieden oder einfach nur vor mich hin träume, bin ich nicht im Moment und bekomme deshalb nicht mit, ob ich das Handy und den Schlüssel eingepackt habe.

Frauen neigen eher zu Angststörungen, was durch die Anforderungen des Alltags begünstigt wird. Gerade in Lebenssituationen, in denen verschiedene Aufgabenbereiche »jongliert« werden müssen, kann das Gefühl entstehen, dass die Dinge zunehmend außer Kontrolle geraten und der eigenen Steuerung entgleiten. Die Folgen sind Ängstlichkeit und die Sorge, den Ansprüchen nicht mehr gerecht werden zu können. Oder auch – als eine Art Systemzusammenbruch – akute Angstzustände und Panikattacken. Je chaotischer die aktuelle Situation ist, desto eher passieren Fehler. Man kommt zum Beispiel vom Einkaufen und steht mit dem Kleinkind auf dem Arm vor der verschlossenen Haustür, weil man beim Losgehen zwar an Kind und Geldbörse, aber eben nicht an den Schlüssel gedacht hat. Solche Situationen führen tragischerweise dazu, dass das Chaos noch größer wird – jetzt muss auch noch ein Ersatzschlüssel organisiert werden, um wieder ins Haus zu kommen.

Frauen und Mädchen mit AD(H)S geraten häufig in Situationen, in denen das eigene Chaos den Alltag zu einer völligen Überforderung werden lässt. Gleichzeitig fällt es ihnen oft schwer, sich Unterstützung zu holen oder nach Lösungen zu suchen. Sie schämen sich dafür, dass sie es nicht hinbekommen, den alltäglichen Anforderungen gerecht zu werden, und sie sehen sich immer wieder mit den Folgen ihrer eigenen »Schusseligkeit« konfrontiert. Auf diese Weise bleiben viele Betroffene mit einer erhöhten Grundanspannung und Ängstlichkeit auf sich allein gestellt.

Ängste treten auch häufig in sozialen Situationen auf. Die Sorge, von anderen negativ bewertet zu werden, sich nicht adäquat zu verhalten oder nicht gemocht zu werden, haben sicher die meisten von uns schon erlebt. Solche Sorgen können sich jedoch verstärken und so viel Kraft entwickeln, dass soziale Situationen richtige Ängste auslösen – man spricht dann von einer sozialen Phobie. Klassische Situationen hierfür sind solche, in denen es tatsächlich um Bewertung geht, z. B. ein Referat oder einen Vortrag halten oder sich in einem Meeting äußern zu müssen. Aber auch das Betriebsfest oder die Geburtstagsfeier einer Freundin können soziale Ängste auslösen.

Wenn Sorgen und Ängste vorhanden sind, kommt Mädchen mit AD(H)S ihr fantasievolles Gehirn in die Quere. Über eine gute Fantasie und Vorstellungskraft zu verfügen bedeutet in Bezug auf Ängste und Sorgen – die ja letztlich nichts anderes sind als Vorstellungen von etwas –, dass diese deutlich plastischer und lebendiger werden. In etwa so, als säße man in einem 3-D-Kino mit allerlei Effekten, die dazu führen, dass sich der Film beinahe wie die Realität anfühlt. Das macht es schwieriger, Ängste beiseitezuschieben. Oder wie würde es dir ergehen, wenn dein Gehirn in Windeseile ein Horrorszenario nach dem anderen kreiert?

Auch hier spielt wieder die Sache mit den Kicks eine Rolle. Ein AD(H)S-Gehirn fühlt sich automatisch von allem angezogen, was spannend und aufregend ist – unabhängig davon, ob die Spannung für uns positiv oder negativ ist. Das bedeutet, dass das Gehirn eine natürliche Neigung dazu hat, sich mögliche Schreckensszenarien bis ins kleinste Detail auszumalen, um die Spannung hochzuhalten. Vor allem in Situationen, in denen wenig los ist und kaum Außenreize da sind, hat dieser Effekt freies Spiel.

Why does my life feel so bad? – AD(H)S und depressive Erkrankungen

Nach dem amerikanischen Psychiater Aaron T. Beck beurteilen depressive Menschen drei Dinge grundlegend negativ: sich selbst, die Zukunft und die Welt. Und diese drei Ansichten bedingen sich gegenseitig: Wenn ich eine pessimistische Meinung über die Welt habe und mich selbst negativ beurteile, werde ich die Zukunft vermutlich auch nicht besonders rosig sehen. Wenn ich kein Vertrauen in meine eigenen Fähigkeiten habe und die Zukunft düster vor mir sehe, verfüge ich vermutlich nicht über eine besonders optimistische Sicht auf die Welt, in der ich lebe.

Und wie ist jetzt der Zusammenhang zum Thema AD(H)S? Wir haben uns bereits damit beschäftigt, dass AD(H)S-Symptome mit vielen problematischen Auswirkungen verbunden sein können, die großen Einfluss darauf haben, wie wir eben genau diese drei Aspekte beurteilen: uns selbst, die Zukunft und die Welt. Vor allem Personen, die nicht wissen, dass sie eine AD(H)S haben – was insbesondere bei Frauen und Mädchen der Fall ist –, erleben viele Misserfolge, erhalten zahlreiche negative Rückmeldungen und werden für ihr »Fehlverhalten« verantwortlich gemacht. Kein Wunder also, dass sie mögliche Schwierigkeiten eher darauf zurückführen, dass sie selbst unfähig, unkontrolliert oder undiszipliniert sind, dass sie so, wie sie sind, ihre Zukunft nicht nach eigenen Werten gestalten können und dass die Welt ein Ort ist, in dem sie immer wieder an ihre Grenzen geraten und Ungerechtigkeiten ausgesetzt sind.

Tatsächlich sind Frauen und Mädchen mit AD(H)S einem größeren Risiko ausgesetzt, ihre Ziele zu verfehlen, da sie sich auf dem Weg verirren oder verzetteln, ihre Frustrationstoleranz niedriger ist und ihre Ausdauer geringer. Das Erleben des Scheiterns ist ein Risikofaktor für die Entwicklung depressiver Erkrankungen und kann dazu führen, dass wir gar nicht mehr an uns glauben, uns nichts mehr zutrauen und in der Folge mit immer weniger Zuversicht neue Projekte in Angriff nehmen. Das kann entweder in akuten Situationen eintreffen, wie bei der Assistentin der Geschäftsführung, die aufgrund ihrer Symptomatik ihren Job direkt nach der Probezeit wieder verliert. Oder auch überdauernde Lebenssituationen betreffen – wie bei der Erzieherin, die eigentlich sehr zufrieden mit ihrem Job ist, aber als Einzige in ihrer Familie nicht studiert und »Karriere gemacht« hat, was sie bei jedem Familienfest von den enttäuschten Eltern zu hören bekommt. Solche Erfahrungen erhöhen die Auftretenswahrscheinlichkeit für depressive Erkrankungen.

Gerade bei Frauen und Mädchen, die sich sehr an den Erwartungen anderer orientieren und alles richtig machen wollen, spielen solche Prozesse eine wichtige Rolle. Studien bestätigen das. Junge Frauen mit AD(H)S haben ein höheres Risiko, an einer Depression zu erkranken, als Frauen ohne AD(H)S, aber auch als junge Männer mit AD(H)S.[3]

Gleichzeitig ist es wichtig, den einen Problembereich nicht mit dem anderen zu verwechseln. Im Zentrum depressiver Erkrankungen stehen Antriebslosigkeit, geringe Motivation und Konzentrationsstörungen – das kennen wir doch irgendwoher ... Der Unterschied zwischen Depressionen und AD(H)S ist, dass Erstere episodisch auftreten. Das bedeutet, dass eine Person, die depressiv ist, auch trotz stabiler Lebensumstände, auf einmal nicht mehr zurechtkommt und alles negativ bewertet. Bei AD(H)S hingegen sind es eben genau diese Lebensumstände, die eine Problematik entweder begünstigen oder abschwächen können. So kann es sein, dass eine Studentin aufgrund einer herausfordernden Prüfungsphase plötzlich »durchhängt«, was aber nicht direkt auf eine depressive Symptomatik, sondern eher darauf zurückzuführen ist, dass sie mit der aktuellen Situation und den Anforderungen, die an sie gestellt werden, überfordert ist.

Viele Frauen mit AD(H)S schaffen sich unterbewusst Bereiche in ihrem Leben, durch die sie ihre Symptomatik kompensieren können, um Stabilität zu schaffen. Sport ist hier ein bewährtes Mittel. Einige, die unter innerer Unruhe und Hyperaktivität leiden, schwingen sich nach Feierabend auf ihr Rennrad, fahren Berge hoch, um sich richtig auszupowern. Doch in den Wintermonaten, wenn das nur noch eingeschränkt möglich ist, kann es passieren, dass die AD(H)S-Symptomatik stärker zuschlägt, weil der Ausgleich fehlt. Wir sehen häufig depressive Einbrüche bei AD(H)S-Patientinnen, z. B. nach Sportunfällen, wenn ein wichtiger Bereich, der das Leben stabilisiert hat, von einem Tag auf den anderen wegfällt. Bei der Behandlung muss man darauf achten, nicht nur die Depression selbst in den Blick zu nehmen, sondern auch zu berücksichtigen, wie die Betroffenen für sich wieder einen ausgeglichenen Alltag schaffen können, der ihren Bedürfnissen gerecht wird.

Das Alltagskonstrukt ist bei Frauen und Mädchen mit AD(H)S häufig fragiler als bei anderen Menschen. Manchmal bedarf es nur einer kleinen Unausgewogenheit, um das System ins Wanken zu bringen. Neben den »klassischen« depressiven Episoden gibt es auch die sogenannte *Recurrent Brief Depression*, die wiederholt auftretende depressive Einbrüche beschreibt, die über wenige Tage anhalten. Diese kommt im Zusammenhang mit AD(H)S gehäuft vor[4] und kann als eine solche »Systemschwankung« verstanden werden.

Da das Zusammenspiel von AD(H)S und Depressionen sich komplex gestalten und sich beides gegenseitig verstärken und aufrechterhalten kann, ist es wichtig, mit professioneller Unterstützung eine Übersicht über die individuelle Problemlage und die relevanten Faktoren zu erarbeiten, um auf dieser Grundlage Handlungsmöglichkeiten abzuleiten.

Trauma und Gewalt

Eine AD(H)S erhöht das Risiko, über die Lebensspanne mit traumatischen Ereignissen konfrontiert zu werden. Nach dem Motto »No risk, no fun« sind einige Frauen und Mädchen mit AD(H)S ständig auf der Jagd nach Grenzerfahrungen, Kicks und Abenteuern. Und das bringt ganz reale Gefahren mit sich. Zudem spielt die Impulsivität eine zentrale Rolle. Die sitzt im Teil des Gehirns, das immer »JETZT, JETZT, JETZT!!!« schreit und sich nicht so gerne darum kümmert, ob irgendetwas sinnvoll, vernünftig oder klug erscheint.

Wir wissen schon, dass dies bei Frauen und Mädchen besonders die Sexualität betreffen kann. Wenn die Suche nach Kicks, dem »Besonderen« oder das Verlangen, aus dem Alltag auszubrechen, dazu führen, sich auf gefährliche Sexualkontakte oder intime Situation mit unbekannten Personen einzulassen, kann das fatale Folgen haben. Neben den beschriebenen Auswirkungen auf die Selbstachtung und Gefühlen von Scham können auch traumatische Erlebnisse eine Folge sein. Das ist der Fall, wenn die eigenen Grenzen überschritten werden. Das Schlimme daran: Viele Betroffene leiden sehr unter den Folgen und bräuchten dringend professionelle Unterstützung, trauen sich aber nicht, sich anderen gegenüber zu öffnen, weil sie denken, dass sie »selbst schuld« sind. Sie waren es schließlich selbst, die sich – teils auch wiederholt – auf diese gefährlichen Situationen eingelassen haben oder »nicht vorsichtig genug« waren. Dabei ist es wichtig, ein fürsorgliches Verständnis für die eigene Problematik zu entwickeln, was den meisten Betroffenen in ihrem emotionalen Dilemma aber nicht möglich ist.

Deshalb ist es entscheidend, sich Hilfe zu organisieren. Das kann eine Vertrauensperson oder jemand aus dem medizinischen Bereich (z. B. der Hausarzt) sein. Manchen fällt es leichter, sich zunächst anonym zu öffnen oder an unbekannte Menschen zu wenden. Eine Anlaufstelle hierfür ist z. B. der Weiße Ring, der Opfer von Kriminalität, Gewalt und sexuellen Übergriffen berät.

Anzeichen für Symptome nach traumatischen Ereignissen

sind Flash-backs (also das Wiedererleben einzelner Szenen, wie ein sehr realistischer Film), Albträume, eine dauerhafte innere Unruhe oder dauerhafte Ängstlichkeit und Schreckhaftigkeit, Vermeidungsverhalten in Bezug auf bestimmte Situationen, ein Gefühl von Taubheit, was sich wie eine psychische Lokalbetäubung anfühlt, oder Zustände, in denen das Gehirn auf »Stand-by« schaltet und man wie weggetreten ist oder hinterher Erinnerungslücken hat.

Du kannst dir vermutlich vorstellen, dass es einige AD(H)S-Aspekte vielen Frauen und Mädchen schwerer machen, sich aus unguten Beziehungen zu lösen: ein niedriges Selbstwertgefühl, der Gedanke, es nicht besser verdient zu haben, oder auch so viel inneres Chaos, dass man zu der Überzeugung gelangt, seinem Alltag allein nicht gewachsen zu sein. Das erhöht die Gefahr, körperlicher oder seelischer Gewalt ausgesetzt zu werden und nicht rechtzeitig die »Reißleine« zu ziehen.

Und dann ist da noch ein weiterer Aspekt: Du weißt bereits, dass AD(H)S eine starke genetische Komponente hat, also familiär gehäuft vorkommt. Dadurch ist die Wahrscheinlichkeit größer, in chaotischen Verhältnissen aufzuwachsen, wenn ein Elternteil selbst sehr impulsiv ist oder nicht ausreichend für sich und die Kinder sorgen kann. Wir hören regelmäßig von Patientinnen, die in ihrer Kindheit Gewalt ausgesetzt waren, z. B. durch häufig wechselnde Partnerschaften der Mutter. Und du kannst dir vorstellen, dass das unangepasste Verhalten von Kindern mit AD(H)S – zusammen mit der Impulsivität der ebenfalls betroffenen Elternteile – eine explosive Mischung ergibt, die das Risiko für frühe Traumatisierungen erhöht.

Ich bin, was ich bin – AD(H)S und Persönlichkeitsstörungen

Eine Persönlichkeitsstörung ist dadurch gekennzeichnet, dass Betroffene immer wieder in ungünstige Gefühls- und Verhaltensmuster fallen, die ihnen oder ihrer Umgebung das Leben schwer machen. Im Prinzip kennen wir das alle: Wir haben unsere eigenen »Muster«, und daraus resultieren dann die »Knöpfe«, die von außen gedrückt werden können, sodass wir uns übermäßig aufregen, verloren oder ängstlich fühlen, wütend werden, uns zurückziehen usw. Du kannst dich ja mal selbst fragen: Was sind meine »Knöpfe«? In welchen Situationen sind meine Gefühle besonders stark? Kenne ich Situationen, in denen ich regelmäßig den Kontrollschalter für mein Verhalten für kurze Zeit aus der Hand gebe?

Deswegen hast du nicht direkt eine Persönlichkeitsstörung. Es wäre eher verwunderlich, wenn es solche Facetten bei dir nicht gäbe. Bei Persönlichkeitsstörungen spricht man davon, dass diese Muster starr und rigide sind, also sehr festgefahren und nur ausgesprochen schwer zu verändern. Mal abgesehen davon, dass die meisten Betroffenen erst einmal gar nicht denken, dass diese Muster verändert werden sollten, weil sie ja davon ausgehen, dass sie stimmen. Eine Person mit einer Borderline-Persönlichkeitsstörung denkt zum Beispiel: »Ich bin ein schlechter Mensch und sollte mich bestrafen.« Sie denkt nicht: »Aufgrund meiner biografischen Erfahrungen bin ich zu der falschen Überzeugung gekommen, dass ich nicht gut genug bin. Ich sollte daran arbeiten, diese Überzeugung auf den neuesten Stand zu bringen.« Ein Mensch mit narzisstischer Persönlichkeitsstörung denkt: »Die Welt sollte mir zu Füßen liegen!« Dabei hat er vermutlich nicht auf dem Schirm, dass es ein komplexes Zusammenspiel von biografischen Erfahrungen, Grundüberzeugungen und Kompensationsmechanismen ist, die ihn in dieses Denkmuster geführt haben und darin festhalten.

Apropos Biografie: Lass uns noch mal zu deinen eigenen Mustern zurückkehren, die du gefunden hast. Hast du eine Idee davon, wie sie entstanden sind? Findest du irgendwelche Situationen oder Aussagen von früher, die dazu passen? Meist tragen Erlebnisse aus unserer Kindheit nämlich dazu bei, dass sich solche Muster ausbilden und verfestigen. Unsere Borderlinepatientin mit der Überzeugung »Ich bin ein schlechter Mensch und sollte mich bestrafen« könnte z. B. in ihrer Kindheit von ihrer Mutter gehört haben: »Als du auf die Welt kamst, habe ich alles aufgeben müssen. Ich konnte nicht mehr das Leben führen, das ich wollte.« Es ist wenig verwunderlich, dass man als Kind dann zu der Überzeugung gelangt, dass man »schlecht« oder »böse« ist.

Wie kommt hier jetzt AD(H)S ins Spiel? Besonders Mädchen mit AD(H)S passen häufig nicht ins gewünschte Bild: Statt zufrieden mit ihren Puppen zu spielen und süß zu sein, fegen sie über Tische und Bänke, haben ständig neuen Unsinn im Kopf und können sich nicht zurückhalten. Deshalb ziehen sie immer wieder die Aufmerksamkeit aller auf sich. Die Folge: negative Rückmeldungen aus dem Umfeld, vielleicht auch der Vorwurf, sich selbst wichtiger zu nehmen als die anderen und rücksichtslos zu sein. Das Kind lernt also über sich selbst: Ich bin zu laut, zu ungehorsam, zu wild, eine Belastung für meine Familie … Kurzum: Ich bin schlecht, so wie ich bin.

Diese negative Grundüberzeugung kann im Laufe der Entwicklung dann zu den oben beschriebenen starren und rigiden Denk- und Verhaltensmustern führen, die im Zusammenhang mit der Entwicklung von Persönlichkeitsstörungen stehen. Das heißt natürlich nicht, dass alle Menschen mit AD(H)S, die zurechtgewiesen werden, eine Persönlichkeitsstörung bekommen. Aber wenn eine Person immer wieder Kritik an ihrer Person – statt an ihrem Verhalten – ausgesetzt ist, kann das als Risikofaktor für die Entwicklung einer Persönlichkeitsstörung gesehen werden.

Besonders die Borderline-Persönlichkeitsstörung ist immer wieder im Zusammenhang mit AD(H)S im Gespräch. Das liegt zum einen daran, dass beide Störungsbilder gehäuft gemeinsam vorkommen und das Vorliegen einer AD(H)S als Risikofaktor für die Entwicklung einer Borderline-Persönlichkeitsstörung gesehen wird. So wurde in einer Studie gezeigt, dass 60 Prozent der Menschen mit einer Borderline-Persönlichkeitsstörung in ihrer Kindheit AD(H)S-Symptome aufwiesen.[5] Zum anderen zeigen beide auf den ersten Blick Überlappungen: Es geht bei beiden um Emotionen, impulsives Verhalten und eine eher kurze Zündschnur. So wird das Borderlinekriterium »Unangemessene starke Wut oder Schwierigkeiten, Wut oder Ärger zu kontrollieren« vermutlich auch einigen Frauen mit AD(H)S bekannt vorkommen.

Auf den zweiten Blick gibt es aber in vielen Punkten Unterschiede. So gibt es zum Beispiel das Borderlinekriterium »Angst vor Verlassenwerden«, was auch viele Frauen mit AD(H)S von sich kennen. Allerdings geht es hier meist eher um eine »Angst vor Alleinsein«, im Sinne von: »Ich weiß nichts mit mir anzufangen«, also eine Angst vor Unterstimulation. Patientinnen mit Borderline und mit AD(H)S berichten somit häufig über ähnliche Phänomene – wer kann schon beurteilen, ob er eine starke Anspannung (Borderline) oder eher eine innere Unruhe (AD(H)S) hat und wo eigentlich genau der Unterschied zwischen beiden liegen soll? Es ist deshalb wichtig, im Verdachtsfall eine ausführliche diagnostische Abklärung bei einer Fachfrau in die Wege zu leiten (mehr dazu in *Kapitel 8*), die dir helfen kann, das eine vom anderen zu unterscheiden.

Auf der anderen Seite ist wichtig, zu betonen, dass nicht jede Frau mit einer AD(H)S automatisch auch eine Borderlineproblematik hat. Auch ein »klassisches« Borderlinesymptom wie selbstverletzendes Verhalten – was in der Öffentlichkeit häufig fälschlicherweise mit »Borderline« gleichgesetzt wird – kann im Zusammenhang mit einer AD(H)S vermehrt auftreten,[6] was aber noch lange nicht heißt, dass es sich automatisch um eine Borderlinestörung handelt. Auch hier kommt wieder unsere Fachfrau ins Spiel, die dir helfen kann, verschiedene Symptome und Problembereiche zu sortieren.

I can't get no ... sleep – Schlaf und AD(H)S

Stell dir folgende Situation vor: Es ist ein stressiger Tag, an dem du wahnsinnig viel erledigen, im Blick behalten und regeln musst. Den ganzen Tag freust du dich darauf, dass endlich Abend wird, und vor allem auf dein Bett. Doch als du endlich im Bett liegst, kommst du nicht runter, bist hellwach und deine Gedanken rasen: »Habe ich heute alles richtig gemacht? Was steht morgen an? Was darf ich nicht aus den Augen verlieren?« Mit der Zeit steigt die Anspannung und du denkst dir: »So langsam sollte ich mal einschlafen, wenn ich morgen fit sein will.« Aber dein Körper scheint trotz seiner Erschöpfung nicht zur Ruhe zu kommen. Ganz schön quälend, oder?

Solche Zustände kennen viele von uns, häufig sind sie an stressige Situationen oder bevorstehende Aufgaben geknüpft. Problematisch wird es erst, wenn das zum Dauerzustand wird. Und da spielt AD(H)S eine Rolle. Bei Frauen und Mädchen mit AD(H)S rast das Gehirn ja nicht nur in speziellen Situationen (»Habe ich alles für den Urlaub morgen gepackt?«), sondern es rast grundsätzlich von einem Thema zum nächsten. Und dem ist man vor allem in der Nacht ausgeliefert. Denn nachts kann sich das Gehirn ungestört austoben und einen mit Problemen, Situationen des gestrigen Tages, möglichen Situationen des morgigen Tages und Ideen auf Trab halten. Vor allem Frauen in komplexen Lebenssituationen – Beruf plus Kinder plus an das Geburtstagsgeschenk für die Nachbarin denken – sind hier besonders anfällig. Gerade, wenn von außen erwartet wird, dass sie alles im Blick behalten, und die Frauen diesen Anspruch auch selbst haben.

Personen mit AD(H)S sind weniger stabil, was ihren Tag-Nacht-Rhythmus betrifft. Eigentlich sollte ich ins Bett, aber jetzt läuft gerade diese spannende Dokumentation im Fernsehen. Oder das Buch ist gerade so interessant. Oder das Gespräch mit dem Freund so anregend. Personen mit AD(H)S neigen dazu, sich in solchen Situationen zu verlieren, also gar nicht zu merken, dass es immer später wird. Oder sie entscheiden aus dem Moment heraus, finden es also egal, dass es immer später wird. Dazu kommt, dass Personen mit AD(H)S abends häufig noch verhältnismäßig fit sind.

Vielleicht ist dir die Unterscheidung zwischen »Eulen« und »Lerchen« in Bezug auf den Tagesrhythmus schon bekannt. Während Lerchen morgens um 6 Uhr fröhlich aus dem Bett springen und gegen 22 Uhr spätestens erledigt sind, ist der Rhythmus bei Eulen ein anderer. Wenn es nach ihnen ginge, könnte der Tag gerne ein paar Stunden später beginnen, und sie sind eher am Abend oder auch bis in die Nacht hinein fit und produktiv.

Das wird dann ein Problem, wenn man in einer Welt lebt, in der erwartet wird, dass man morgens um 8 Uhr in der Schule dem Unterricht folgt. Oder zur Arbeit erscheint. Und vorher am besten noch die Kinder – gewaschen und mit Frühstück im Bauch – in den Kindergarten bringt. Studien haben gezeigt, dass Menschen mit AD(H)S einen eher späten Rhythmus haben.[7] Bei ihnen wird erst später das Hormon Melatonin ausgeschüttet, das unseren Schlafrhythmus regelt und dafür sorgt, dass wir müde werden.

Darüber hinaus spielen im Zusammenhang mit AD(H)S und Schlaf weitere Faktoren eine Rolle. So konnte gezeigt werden, dass Menschen mit AD(H)S häufiger von Schlafproblemen wie z. B.

dem *Restless Legs Syndrom* (RLS), also einer als sehr unangenehm empfundenen Beinunruhe, vor allem beim Versuch, einzuschlafen, betroffen sind,[8] was wiederum die Schlafqualität entscheidend beeinflusst.

Körperliche Begleit- und Folgeerkrankungen

Frauen und Mädchen können von Allergien, Heuschnupfen, Neurodermitis und Asthma betroffen sein, die sie im Laufe ihres Lebens als körperliche Begleiterkrankungen des AD(H)S entwickeln. So ist für Probleme mit Überessen und Übergewicht ein klarer Zusammenhang mit AD(H)S nachgewiesen worden, ebenso für Asthma. Auch für Migräne und Zöliakie scheint es Zusammenhänge mit AD(H)S zu geben. Wahrscheinlich ist auch, dass das mit AD(H)S einhergehende Übergewicht in der Folge zu weiteren Problemen wie z. B. hohem Blutdruck und Zuckerkrankheit führen kann, die das Risiko für Erkrankungen des Herzkreislaufsystems erhöhen. Eine Behandlung der AD(H)S kann zum Schutz vor all diesen Folgeproblemen beitragen.

Schwierigkeiten im sozialen Umfeld und AD(H)S

AD(H)S wirkt sich vor allem im sozialen Bereich auf ganz unterschiedliche Weise aus und kann dort zu weiteren Schwierigkeiten führen. Gemeint sind Bereiche wie die Familie, der Arbeitsplatz oder der Freundes- und Bekanntenkreis, auf die wir auf den folgenden Seiten eingehen. Vielleicht kommen dir einige der Schwierigkeiten bekannt vor.

Schwarze Schafe unter sich – AD(H)S in der Familie

»Im Vergleich zu ihrem Bruder war sie eigentlich immer ganz ruhig.« – Solche Geschwisterkonstellationen begegnen uns häufig, wenn wir bei unseren Patientinnen eine AD(H)S-Diagnostik durchführen. Oft sind es die Mädchen, die sich einerseits mit AD(H)S-Problemen durchs Leben kämpfen, das auf der anderen Seite aber gar nicht so wahrnehmen, weil um sie herum ebenfalls Betroffene zu finden sind. Wenn es darum geht, ob eine Diagnostik sinnvoll ist, reagieren sie oft erstaunt: »ADHS? Nein, mein Bruder hat das, ich selbst bin ganz anders.«

Eine AD(H)S äußert sich bei Mädchen nun einmal anders als bei Jungen und ist somit nach außen hin häufig weniger auffällig. Es kann passieren, dass der Bruder ganz offensichtliche Probleme in der Schule hat und die ganze Familie dadurch auf Trab hält. Viele unserer Patientinnen geraten dann in eine Art Kompensationsmodus: »Meine Eltern waren schon durch meinen Bruder so belastet, da wollte ich nicht auch noch Probleme machen.« Also machen sie die Probleme mit sich selbst aus und versuchen, möglichst wenig Ärger zu machen. In der Folge werden ihre Defizite überdeckt und nach außen entsteht das Bild einer Person, die alles im Griff hat. Wie viel Anstrengung es jedoch erfordert, dieses Bild aufrechtzuerhalten, wenn man innerlich mit Chaos, Impulsivität und Strukturproblemen zu kämpfen hat, wird von außen nicht ersichtlich. Viele unserer AD(H)S-Patientinnen sind es gewohnt, zu funktionieren – bis sie irgendwann völlig erschöpft sind.

Auch die genetische Veranlagung spielt eine Rolle. Es ist ziemlich wahrscheinlich, dass bei Kindern mit AD(H)S (mindestens) ein Elternteil ebenfalls betroffen ist. Das kann bedeuten, dass es in der Familie chaotisch und laut zugeht. Und dieses »Mehrgenerationenchaos« ist für alle Beteiligten eine große Herausforderung: Die Kinder sind in einer Umgebung, die AD(H)S-Anteile eher fördert, die

Erwachsenen sind neben ihrem eigenen inneren Chaos zusätzlich dem ihrer Kinder ausgesetzt – mit der Aufgabe, das alles irgendwie zu coachen. Oder sie versuchen es mit Kompensation: Um kein Chaos entstehen zu lassen, sind manche Mütter mit AD(H)S eher zwanghaft, sie haben für alles eine ganz bestimmte Routine, nach außen hin haben sie alles unter Kontrolle, gleichzeitig wenig Spielraum und Flexibilität, weil sonst ihr ganzes »Kartenhaus« in sich zusammenfallen würde. Für sie ist es auf lange Sicht schwierig, den eigenen Ansprüchen gerecht zu werden. Sie haben ein sehr rigides Bild davon, wie die Dinge zu laufen haben, und werden von anderen als perfektionistisch wahrgenommen.

AD(H)S und Muttersein

Besonders Mütter mit AD(H)S stehen vor besonderen Herausforderungen. Für sie ist die Balance aus Unterstimulation (Spielplatz, Hausaufgaben, Elternpflegschaftssitzung) und Überforderung (Struktur halten, alle Anforderungen im Blick behalten) ein großes Thema. Sie haben keine geringere Aufgabe, als ihren Kindern etwas beizubringen, was sie selbst nicht so gut können. Dabei gilt in Bezug auf die Kindererziehung vielfach der Anspruch, alles froh und munter »mit links« hinzukriegen und ein ausgeglichenes und zufriedenes Leben zu führen – was für die meisten Mütter ohne AD(H)S schon eine Utopie ist. Es besteht die Gefahr, sich mit anderen zu vergleichen, die es ja offensichtlich auch alle supergut hinbekommen. Ein Satz wie »Ich empfinde es als Überforderung, die Schulsachen meiner Kinder im Blick zu behalten« ist sicherlich keiner, den man gern laut in der Öffentlichkeit sagt. Dabei wäre genau das wichtig.

Was viele Mütter mit AD(H)S als besonders mühsam empfinden, ist der Einstieg ihrer Kinder ins Schulleben. Häufig ist es so, dass sie selbst nicht die allerbesten Erinnerungen an ihre Schulzeit haben. Und die Struktur, die auf einmal von ihnen verlangt wird, bringt auch Mütter ohne eigene Strukturierungsprobleme an ihre Grenzen. Da bekommt man bei der Einschulung eine Liste mit 20 verschiedenen Heften, Bleistiften und Materialien, die alle (genau so!) zu besorgen sind, und dazu seitenweise Infomaterial, das im besten Fall sorgfältig gelesen werden sollte. Und auf einmal ist man in der gleichen Situation wie früher (»Hilfe, ich soll an das alles denken?!«) und gleichzeitig auf der anderen Seite, auf der man nicht mehr versuchen kann, sich irgendwie durchzumogeln, sondern als Elternteil dafür sorgen muss, dass die Strukturen eingehalten werden. Insgesamt bringt der Kontext Schule für Mütter viel Konfrontation mit der eigenen Vergangenheit mit sich – das fängt damit an, bei Veranstaltungen auf einmal wieder auf diesen kleinen Stühlen zu sitzen und die Tafel zu sehen. Und am Nachmittag sitzt man plötzlich wieder zu Hause und versucht, Matheaufgaben zu lösen. Da unser Gehirn sehr assoziativ funktioniert, passiert es unter Umständen, dass die alten Gefühle mit den Erinnerungen erneut hochkommen.

Ein großes Thema in diesem Zusammenhang: Routinen, aus denen zu großen Teilen der Familienalltag besteht. Immer gleiche Abläufe und sich ständig wiederholende Tätigkeiten – wo bleibt da Raum für das Bedürfnis, die PS mal richtig auszufahren? Es gibt verschiedene Wege, mit dieser Problematik umzugehen. Zum einen gibt es die Möglichkeit, sich einen Ausgleich zu suchen (z. B. Sport). Das ist prinzipiell eine gute Idee, im hektischen Alltag aber oft schwierig umzusetzen. Und es ist gesellschaftlich leider weiterhin nicht anerkannt, zu sagen, dass man »mehr« im Alltag braucht. Die andere Möglichkeit besteht darin, das eine mit dem anderen zu kombinieren, also seinen Turbo im Zusammenhang mit der Erziehungsarbeit auszufahren: Zum Schulfest mindestens drei Kuchen backen, in mehreren Vereinen aktiv sein oder dem Kind für den St.-Martins-Umzug die größte Drachenlaterne des gesamten Kindergartens basteln sind nur drei von unzähligen Ideen.

AD(H)S und Partnerschaft

Auch in Partnerschaften können Probleme entstehen, die das Leben als Paar auf die Probe stellen. Das beginnt damit, sich überhaupt auf eine Partnerschaft einlassen zu können: Wochenlang ist man schwer verliebt, aber in dem Moment, in dem die andere Person auch möchte, ist er/sie auf einmal uninteressant. Das hat mit der Suche nach Kicks zu tun. Eine Beziehung einzugehen fühlt sich am Anfang sehr »kickend« an, wenn man frisch verliebt ist. Danach geht es aber viel um weniger spannende Dinge: Kompromisse, Alltagsroutinen und IKEA-Besuche. Es hilft als Ausgleich, ein gemeinsames Hobby zu haben oder eine Leidenschaft zu teilen, z. B. nach dem IKEA-Einkauf zusammen zum Paragliden zu gehen.

Dieses Aushandeln zwischen Chaos und Struktur stellt viele Paare vor Herausforderungen. Eine Person mit AD(H)S wird sich eher von Personen angezogen fühlen, die ebenso lebhaft erscheinen wie sie selbst. Das klingt erst einmal nach Abenteuer – aber wer kümmert sich um die »langweiligen« Dinge, z. B. Toilettenpapier kaufen? Viele Paare streiten jahrzehntelang über solche Tätigkeiten und Aufgaben. Wenn man selbst eine tiefe Abneigung gegenüber Strukturen und Routinen hegt und der Partner bzw. die Partnerin vielleicht auch, dann werden Konflikte womöglich noch stärker angeheizt.

Zudem reicht es nicht, die Dinge auszuhandeln, sie müssen ja dummerweise noch umgesetzt werden. Es ist das eine, eine bestimmte Aufgabe, wie den Wohnbereich saugen, zu übernehmen. Das andere ist, sich tatsächlich daran zu erinnern und es zu machen. Diese Kluft zwischen Vorsätzen und tatsächlichem Tun bestimmt den Alltag vieler Frauen und Mädchen mit AD(H)S, was in Partnerschaften dazu führen kann, dass die andere Person enttäuscht ist, dass man Kritik erntet und dass man sich selbst kritisiert, weil man es »mal wieder« nicht geschafft hat.

Wenn sich solche Situationen häufen, geht es vermutlich

schnell nicht mehr um Kritik in Bezug auf eine konkrete Situation, sondern es geht um die Person selbst: »Nie machst du …«, »Du bist so unzuverlässig …« usw. Es entstehen Konflikte und schnell Polarisierungen: Die eine übernimmt immer »alles«, während die andere AD(H)S-lastige Person es laufen lässt in der Gewissheit, dass der Partner oder die Partnerin die Dinge schneller, zuverlässiger und besser erledigt.

Der Umgang mit Konflikten ist selten einfach. Was tun, wenn ich mich angegriffen fühle? Gegenangriff? Meinen Ärger hinunterschlucken? In solchen Situationen ist es sehr schwierig, einen kühlen Kopf zu bewahren, wenn sofort innerlich die Alarmanlage losgeht und die Anspannung nach oben schießt. AD(H)S ist häufig mit einer starken Emotionalität verbunden. Die kann in Kombination mit der Impulsivität dazu führen, dass Streitigkeiten eskalieren und Dinge gesagt werden, die so nicht gemeint sind. Und hinterher bleibt einem nichts anderes übrig, als die Scherben aufzukehren. Nach heftigen Konflikten bleibt nicht selten ein tiefes Gefühl des Bedauerns oder der Scham zurück, was tragischerweise auf lange Sicht anfälliger für Kritik macht.

Generell geht es in Beziehungen von Personen mit AD(H)S turbulenter zu als im Durchschnitt der Gesellschaft: mehr Konflikte, mehr Trennungen, mehr On-off-Beziehungen. Den Teil der AD(H)S, der auf Anregung und Abenteuer aus ist, freut das: Drama, Spannung, keine Langeweile. Gleichzeitig ist das natürlich anstrengend. Und so richtig anstrengend wird es, wenn man gleichzeitig in der Rolle als Mutter die Verantwortung für die Familie trägt. Auch nach einer möglichen Trennung bleibt diese Verantwortung bestehen und stellt viele Frauen mit AD(H)S vor weitere Herausforderungen: Wie können wir als Eltern gut miteinander umgehen? Wie können wir neue Abläufe etablieren? Wenn es Eltern gelingt, diese Fragen auszuhandeln, entstehen teilweise sehr interessante und auch oft sehr gut funktionierende Patchworkkonstellationen.

AD(H)S und Beruf

Mit AD(H)S im Beruf – das kann sowohl Vor- als auch Nachteile haben. Es ist natürlich toll, eine große Begeisterungsfähigkeit zu haben und für Projekte zu brennen, die anstehen. Gleichzeitig kann das ins Gegenteil kippen, wenn man sich übernimmt, am Ende ausgebrannt und völlig erledigt ist.

Dabei ist es zunächst einmal wichtig, ein Tätigkeitsfeld zu finden, das möglichst gut zu den eigenen Bedürfnissen passt. Wobei jede Tätigkeit Aspekte hat, die nicht erstrebenswert sind, aber trotzdem einfach gemacht werden müssen (das merken wir selbst z. B., wenn wir unsere Therapien dokumentieren oder Anträge schreiben müssen). Manchen Frauen geht es vielleicht am besten als freischaffende Künstlerinnen, die ihre eigene Chefin und völlig ungebunden sind und so ihre Kreativität und Flexibilität voll ausleben können. Andere brauchen vielleicht gerade das Gegenteil: eine strukturierte Arbeit, die ihnen dabei hilft, die AD(H)S-Komponenten im Zaum zu halten und sich nicht zu verzetteln. Das gilt es herauszufinden, was zu spannenden Lebensläufen mit interessanten beruflichen Entwicklungen führen kann. Was einerseits Raum für Kreativität lässt, kann andererseits ein Problem werden, wenn man sich auf eine Stelle bewirbt und ein potenzieller Arbeitgeber einen Lebenslauf mit mehreren Wechseln, Abbrüchen oder auch »Leerlaufzeiten« als negativ bewertet.

Personen mit AD(H)S haben häufig Schwierigkeiten damit, Aufgaben zu strukturieren und Wichtiges von Unwichtigem zu unterscheiden. Das ist insofern ein Problem, als dass diese Fähigkeiten im Berufsleben oft einfach vorausgesetzt werden. Da ist es schwierig, sich in Details zu verzetteln und dabei das große Ganze aus dem Blick zu verlieren. Den Chef wird es vermutlich nicht interessieren, ob das Design der Präsentation total ausgefeilt und sehr liebevoll ist, wenn dafür die letzten 15 Folien fehlen. Zudem kommt hier die Tendenz, unliebsame Aufgaben vor sich her zu schieben, zum Tragen. Häufig gibt es noch andere Aufgaben, mit denen man sich lieber beschäftigt, die man gut vorschieben kann – und mit der Zeit wird der Berg immer größer.

Begeisterungsfähigkeit kann dazu führen, sich von jeder Idee anstecken zu lassen, selbst tausend Ideen zu haben, bei jedem Projekt an vorderster Front mit dabei zu sein und sich überall einzubringen. Bis man dann merkt, dass man gar nicht mehr hinterherkommt. Ideen und Projekte zu entwickeln ist anregend und macht Spaß, die Umsetzung hängt oft um einiges hinterher. Das kann dazu führen, dass man sich selbst chronisch überlastet. Das Blöde dabei ist, dass dieses Verhalten vom Umfeld sehr geschätzt und damit verstärkt wird.

Eine Patientin, die als Lehrerin arbeitet, hat das eindrücklich miterlebt. Jahrzehntelang hatte sie sich »überengagiert«, was zum einen auf ehrliches Interesse und eine ausgeprägte AD(H)S-Symptomatik zurückzuführen war, zum anderen darauf, dass sie schlichtweg nicht Nein sagen konnte. Das war sowohl für die Kollegen als auch für die Schulleiterin ein Segen, weil sie wussten, wenn sie nur lang genug nachfragten, würde Frau X schon irgendwann Ja sagen. Sie bekam viel Wertschätzung und Anerkennung dafür. Als sie jedoch nach einer Überlastungssituation mehr auf ihre Grenzen achtete und einige Aufgaben ablehnte, reagierten die Kollegen zunächst eher irritiert und wenig begeistert.

Ein weiteres Spannungsfeld kann durch Regeln, Hierarchien und festgefahrene Abläufe entstehen. Frauen mit AD(H)S neigen dazu, sich »festzubeißen« und den Zeitpunkt zu verpassen, an dem es eine gute Idee wäre, nachzugeben. Das passiert umso stärker, je mehr ich von der Richtigkeit meines Standpunktes überzeugt bin. Eine Patientin, die als Assistentin der Geschäftsführung eine Stelle angefangen hatte, sollte die ersten Wochen nur »mitlaufen«, sich alles anschauen und sich einen Überblick über die Unternehmensstrukturen verschaffen. Dabei fielen ihr Missstände auf, die sie direkt ihrem Vorgesetzten kommunizierte. Der reagierte auf diesen Vorstoß ziemlich verärgert, obwohl – oder vermutlich gerade weil – sie nach Aussage ihrer Kollegen mit ihrer Einschätzung völlig richtiglag.

Häufig gelten im Berufsleben Regeln, die nicht so richtig sinnvoll sind. Es kann aber von Vorteil sein, »mitzuspielen«. Das fällt Frauen mit AD(H)S eher schwer, vor allem wenn es um Ungerechtigkeiten geht. Dabei ist es häufig völlig egal, ob sie selbst oder Personen in ihrem Umfeld ungerecht behandelt werden. Und dann spielt die Impulsivität mit hinein: Bevor sie überlegen können, ob es eine kluge Idee ist, etwas zu sagen, hören sie sich schon lautstark protestieren. Das eigentlich positive Sichengagieren kann von Kollegen und Vorgesetzten als »sich in den Vordergrund spielen«, »sich selbst zu wichtig nehmen«, »einfach nicht merken, wann es mal gut ist« interpretiert werden und so in der Folge Konflikte verursachen. Aufgrund dessen kann es dazu kommen, dass man zunehmend an den Rand gedrängt wird oder sogar seine Stelle verliert. Gerade bei Frauen, die ohnehin mehrere Lebensbereiche gleichzeitig jonglieren müssen, ist das besonders kritisch.

Du hast bis hierher gelesen und bist jetzt ganz erschüttert? Kein Wunder. Das waren ganz schön viele Probleme, die wir beschrieben haben. Bevor du dieses Buch frustriert in die Ecke wirfst, noch kurz folgender Hinweis: Im nächsten Kapitel kommt der Ausgleich, da liegt unser Fokus auf den Ressourcen von Frauen und Mädchen mit AD(H)S. Wenn wir mögliche Folgen und Schwierigkeiten im Zusammenhang mit AD(H)S aufzeigen, geht es darum, dass du bei den einzelnen Punkten schauen kannst, ob etwas davon bei dir zutrifft, um dann vorsichtig zu sein oder gegensteuern zu können – entweder selbst oder mit Unterstützung (mehr dazu in den *Kapiteln 8 und 9*). Das heißt nicht, dass alles auf jede zutrifft. Manche Frauen und Mädchen gehen weitestgehend problemfrei mit ihrer AD(H)S durchs Leben oder können die damit verbundenen Stärken sogar ziemlich geschickt einsetzen. Also Blick nach vorn – und auf zum nächsten Kapitel!

Kapitel 7
Von Rennpferden und Einhörnern – Ressourcen von Frauen und Mädchen mit AD(H)S

In den vorangegangenen Kapiteln haben wir uns überwiegend mit den Schwierigkeiten von Frauen und Mädchen mit AD(H)S beschäftigt. Damit haben wir eine defizitorientierte Sichtweise eingenommen. Diese Defizitorientierung hat ihre Berechtigung, denn AD(H)S ist eine relevante psychische Entwicklungsstörung, die zu erheblichen Einschränkungen in vielen Lebensbereichen führen kann. Neben den eigentlichen AD(H)S-Symptomen leiden Frauen und Mädchen häufig unter einem geringen Selbstwertgefühl. Sie trauen sich wenig zu und sind nicht davon überzeugt, herausfordernde Situationen aus eigener Kraft heraus meistern zu können.

Was Betroffene selbst meist nicht sehen, sind die Ressourcen und die Stärken, die mit ihrer AD(H)S einhergehen. Sie stellen die so oft zitierte »andere Seite der Medaille« dar, denn sie ergeben sich aus genau den Eigenschaften, die du als AD(H)S-Symptome kennengelernt hast. Diese Ressourcen zu kennen und gezielt zu nutzen kann eine große Hilfe sein, um einen guten Umgang mit sich selbst zu etablieren. Also lass uns gemeinsam ergründen, welche Ressourcen du nutzen kannst und wieso es auch sehr erfolgreiche Frauen und Mädchen mit AD(H)S gibt.

Eine Frage der Orientierung

Ein Defizit beschreibt einen Mangel an etwas und wird in der Regel negativ bewertet. Mit Ressourcen sind nicht nur die Stärken und Potenziale eines Menschen gemeint, sondern z. B. auch seine Beziehungen oder soziale Sicherheit, d. h. Ressourcen aus der Umwelt. Sie sind positiv assoziiert.

Ein Beispiel: Diktate werden in der Schule allein danach bewertet, wie viele Fehler man darin eingebaut hat (defizitorientiert). Wenn man Pech hat, erhält man außerdem noch Abzug für die schlechte Handschrift (auch defizitorientiert). In einer Gedichtinterpretation bekommst du im Idealfall Pluspunkte für gute Ideen (ressourcenorientiert).

In der Medizin ist defizitorientierte Sichtweise sehr weit verbreitet. Das ergibt Sinn: »Was ist kaputt? Wie ist es kaputtgegangen? Und wie kann ich es wieder heilen?« sind schließlich berechtigte

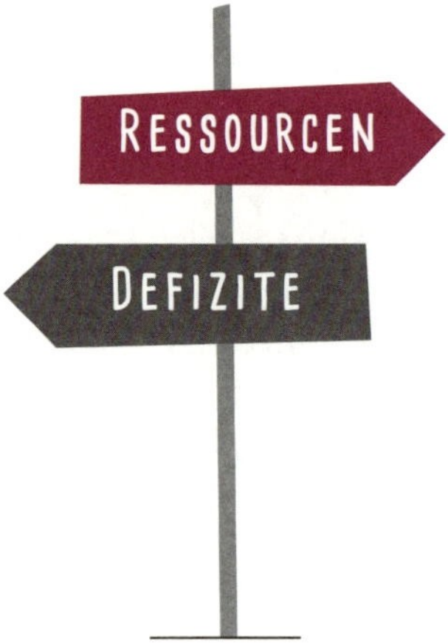

Fragen, die in vielen Fällen zur Genesung beitragen. Auch im Bereich der Psychiatrie und Psychotherapie kann es schnell passieren, dass die Defizite und Belastungsfaktoren in den Vordergrund rücken. Ohne konkrete Defizite benennen zu können, ist es schwierig, einen Kostenträger von der Notwendigkeit einer Behandlung zu überzeugen. Dabei wissen wir, dass Gesundheit und Lebensqualität wesentlich komplexer sind als die Antwort auf die Frage »Was ist kaputt?«. In einer guten Therapie werden Ressourcen deshalb gleich zu Beginn erfasst, damit man bei Bedarf auf sie zurückgreifen kann. Und das Beste an Ressourcen ist: Man kann sie gezielt fördern!

In der Heilpädagogik wurde die defizitorientierte Perspektive der Medizin schon in den 1970er-Jahren kritisiert und es vollzog sich daraufhin ein Paradigmenwechsel zu einer ressourcenorientierten Sichtweise. Die Idee dahinter war, dass ein Kind besser gefördert werden kann und besser lernt, wenn man ihm nicht ständig vorhält, was es nicht kann, sondern seine vorhandenen Potenziale verstärkt. Schon allein deshalb, um geeignete Fördermaßnahmen zu erkennen, müssen die vorhandenen Ressourcen beachtet werden.

Auch in der Medizin und in der Psychologie hat inzwischen ein Umdenken stattgefunden. Sogenannte salutogenetische Ansätze stellen die Förderung der Gesundheit in den Vordergrund und nicht die ausschließliche Behandlung von Krankheiten. Ressourcenorientierung ist nämlich nicht nur bei der Förderung von Kindern hilfreich, sondern auch bei der Behandlung von Erwachsenen. Ganz unabhängig von der Therapieschule sollten die Erfassung und das Stärken von Ressourcen ein fester Bestandteil jeder psychiatrisch-psychotherapeutischen Behandlung sein.

Wir haben das defizitorientierte Einmaleins der AD(H)S bei Frauen und Mädchen in den vorherigen Kapiteln ausführlich durchexerziert. Wahrscheinlich kannst du die Symptome und die damit einhergehenden Defizite inzwischen im Schlaf aufsagen.

Höchste Zeit also, durch die Ressourcenbrille zu schauen! Denn ob du defizit- oder ressourcenorientiert denkst, macht einen großen Unterschied für die innere Haltung, die du deiner AD(H)S gegenüber einnimmst: Ignorierst du den Umstand, AD(H)S zu haben? Bekämpfst du deine Besonderheiten mit allen Mitteln? Leugnest du, ein Problem zu haben? Oder nimmst du deine Eigenheiten mit allen Stärken und Schwächen an und lernst, das Beste aus ihnen zu machen?

Es ist bekannt, dass es sich positiv auf Therapieverläufe auswirkt, wenn Ressourcen hervorgehoben werden. Auch das Ausmaß, in dem Betroffene ihre Ressourcen nutzen können, beeinflusst den Erfolg von Therapien.[1] Deshalb ist es so wichtig, dass Frauen und Mädchen mit AD(H)S ihre eigenen Ressourcen kennenlernen, nutzen und stärken.

Vorsicht vor Schwarz-Weiß-Denkern!

Es gibt Autorinnen und Autoren, die eine extreme Sichtweise zum Thema AD(H)S vertreten: »AD(H)S zu haben ist gar kein Defizit, sondern ausschließlich eine Stärke!« Diese einseitige Darstellung von AD(H)S ist aus unserer Sicht problematisch. Sie wird der Tatsache nicht gerecht, dass viele Betroffene erhebliche Einschränkungen durch ihre AD(H)S haben und den Anforderungen der Gesellschaft allen Bemühungen zum Trotz nicht gerecht werden. Daraus resultiert eine Verharmlosung, die die Behandlungsbedürftigkeit von AD(H)S in Zweifel zieht. Es mag Einzelfälle geben, bei denen die soziale und berufliche Nische für die Betroffene so optimal zu ihren AD(H)S-Eigenschaften passt, dass daraus ganz besondere Höchstleistungen entstehen. In aller Regel kann man jedoch sagen, dass AD(H)S das Leben nicht leichter macht. Sei also misstrauisch, wenn dir jemand einen solch komplexen Sachverhalt wie AD(H)S mit reinen Schwarz-Weiß-Aussagen erklären will. Vielleicht tut es dir gut, die Werke dieser Autorinnen und Autoren zu lesen, da die Ressourcen von Menschen mit AD(H)S dort ausführlich thematisiert werden und das dein Selbstbewusstsein stärkt. Lass dir aber bloß nicht einreden, dass es dein persönlicher Fehler sei, wenn dir nicht alles superleicht fällt.

Bist du ein Rennpferd oder ein Einhorn?

An vielen Stellen in diesem Buch wird deutlich, dass es die eine typische weibliche Person mit AD(H)S nicht gibt. Du erinnerst dich vielleicht an die Unterteilung nach Subtypen, die sich an den im Vordergrund stehenden Defiziten orientiert. Eine ressourcenorientierte Unterteilung würden wir so nennen: Rennpferd vs. Einhorn – vs. kombiniertes »Rennhorn«.

Rennpferde sind schnelle, etwas nervöse, impulsive Wesen. Sie legen einen Blitzstart hin, wenn das Rennen eröffnet ist, vielleicht gehen dafür aber auch mal außerhalb der Rennbahn »die Pferde mit ihnen durch«. Auf jeden Fall sollten sie genug Bewegung bekommen, damit es ihnen gut geht. Sie sind sicher keine »einfachen« Pferde für Reitanfängerinnen und haben besondere Bedürfnisse. In ihrem Mikrokosmos »Pferderennbahn« sind ihr Temperament und ihre Konstitution aber eine zwingende Voraussetzung für Erfolg. Hier macht ihnen keiner etwas vor.

Ein Einhorn hingegen würde sicherlich eine kleine verwunschene Lichtung im Wald dem Trubel auf der Rennbahn vorziehen. Einhörner gehören nicht unbedingt zu der schnellen Sorte, ganz im Gegenteil. Sind sie von etwas verzaubert, können sie ganz abwesend wirken. Sie träumen gerne vor sich hin. Durch ihre lebhafte Fantasie kreieren sie oft schöne, glitzernde, neue Dinge. Darüber verpassen sie schon mal den Startschuss. Das kann ziemlich unangenehm und peinlich sein. Aber ihre Stärke liegt eben ganz woanders. Sie sind wahrscheinlich für die vielen kunstvollen Hüte, die vom Rennbahnpublikum getragen werden, zuständig. Vielleicht schreiben sie eine plastische und bewegende Reportage über das Pferderennen. Oder sie sind gar nicht in der Nähe des Rennens, sondern führen auf einem Festival selbst komponierte Musik auf oder geben sich zu Hause ihren Tagträumen hin.

Je nachdem, ob du ein impulsives, schnelles, vor Energie strotzendes, wildes Rennpferd bist oder ein glitzerndes, verträumtes, kreatives, in seiner Welt lebendes Einhorn, werden einige der folgenden Schilderungen positiver Eigenschaften auf dich zutreffen, andere wiederum nicht. Überspringe gerne die Absätze, die nicht zu dir passen. Wenn dir das Bild vom Rennpferd und Einhorn nicht stimmig erscheint, kannst du natürlich auch Ferrari vs. VW-Bus, Rennrad vs. Hollandrad oder einen beliebigen selbst ausgedachten Vergleich wählen.

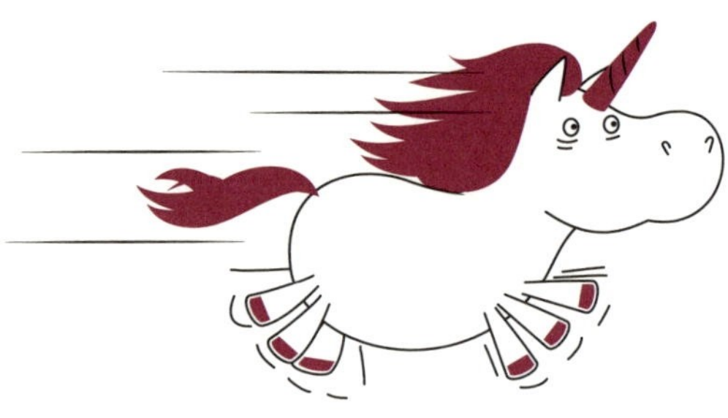

Das Reifen-Gleichnis und die Sonnenseite der AD(H)S

Jede Eigenschaft geht mit Vor- und Nachteilen einher. Wenn du dir schon einmal beim Spielen von Mario Kart ein neues Fahrzeug zusammengestellt hast, dann weißt du: Du kannst nicht die ultraschnell beschleunigenden kleinen Reifen nehmen und gleichzeitig eine besonders hohe Endgeschwindigkeit und eine hohe Fahrzeugstabilität erwarten. Die ungeübte Fahrerin wird mit diesen Reifen zwar schnell in die Gänge kommen, aber vom großen, schweren Donkey Kong aus der Kurve gerammt oder von den ausgeglicheneren Fahrern hinter sich gelassen werden. Nimmst du wiederum große, dicke Reifen mit viel Profil, kannst du sie vielleicht leichter im tiefen Schlamm kontrollieren. Aber ziehen dann nicht alle anderen an dir vorbei, wenn die Straße frei und gut geteert ist? Schnell oder stabil, kurzfristige Power oder langfristiges Tempo – vor dieser Wahl stehst du jedes Mal.

Im echten Leben kannst du dir deine höchstpersönliche »Fahrzeugausstattung« nicht aussuchen. Du bist damit geboren und kannst sie nicht nach einer desaströsen Runde auf der Rainbow-Road einfach austauschen. Das Reifen-Gleichnis zeigt dir aber gleichzeitig, dass eine wie auch immer geartete Ausstattung nicht unbedingt schlechter sein muss als eine andere. Es kommt immer auch auf die Erfahrung und Technik der Fahrerin an, in großen Teilen sogar auf die Bedingungen der Rennstrecke. Die folgende Tabelle stellt in vereinfachter Form die Defizite bei AD(H)S den Ressourcen gegenüber. Du wirst sehen, was für ein spritziges Fahrwerk du da hast!

Schattenseite	Sonnenseite
sprunghafter Fokus, Desorganisiertheit	vernetztes Denken, Kreativität, Fantasie, viele Ideen, Begeisterungsfähigkeit, Lebendigkeit
innere Unruhe	Energie, Produktivität, Unternehmensfreude
Impulsivität	rasche Auffassungsgabe, Spontaneität, Hilfsbereitschaft, genau den einen Moment nutzen, Schnelligkeit, Begeisterungsfähigkeit, Lebendigkeit
Hyperaktivität	Energie, Risikobereitschaft, Reaktionsschnelligkeit
Unterstimulation	Offenheit für Neues, vielseitige Interessen, Neugierde
Ungeduld	hohe Produktivität, rasches Tempo, energetische Herangehensweise
Ablenkbarkeit bei mangelndem Interesse	Hyperfokussierung bei Interesse, Begeisterung, breiter Aufmerksamkeitsfokus
Aufmerksamkeitsdefizit	Neugier, wechselnder Fokus, genaue Langeweiledetektion

Eine Prise Ressourcenorientierung kann sehr erfrischend sein, wenn man von einem defizitorientierten Umfeld geprägt wurde und deshalb ein negativ verzerrtes Selbstbild hat. Lies dir mal nur die rechte Seite durch. Klingt ziemlich gut, oder? Positive Eigenschaften von AD(H)S sind vielleicht nicht unbedingt in Kontexten hilfreich, in denen streng nach Anzahl von Fehlern bewertet wird und andere Fertigkeiten wie Originalität und Spontaneität nicht so sehr gewürdigt werden. In einem passenden Beruf oder in deiner Freizeit kannst du diese Stärken jedoch voll zur Geltung bringen. Auf einige der typischen AD(H)S-Sonnenaspekte gehen wir auf den folgenden Seiten noch etwas genauer ein.

Vernetztes Denken: Kreativität, Ideenreichtum und Fantasie

Kreativität ist die Fähigkeit, neue Ideen und daraus neue Dinge zu erschaffen. Sie fasziniert die Menschen und hat dementsprechend zu viel Forschung auf dem Gebiet geführt. Persönlichkeitsmerkmale, die zur Kreativität beitragen, sind unter anderem Neugierde, Spontaneität und Impulsivität – Eigenschaften, die auch bei AD(H)S in erhöhtem Maß vorhanden sind.

Kreative Leistungen reichen von Lösungen für ganz banale Alltagsprobleme: Wie kann ich, weil ich vergessen habe, einen Einkaufswagen zu nehmen, möglichst viele Einkäufe aufeinander balancieren? Wie kann ich mit den drei vorhandenen Zutaten etwas Leckeres zu essen machen?, bis hin zu künstlerischen Meisterleistungen, sei es in der Musik, der Literatur, im Film, der bildenden Kunst oder auch im Sport. Die Fähigkeit, neue Ideen und Ansätze zu entwickeln und vorhandene Ressourcen originell zu verknüpfen, ist aber nicht nur im künstlerischen Bereich von Nutzen, sondern wird in vielen Tätigkeitsfeldern benötigt. Nur werden in der Regel nicht allein gute Ideen belohnt, sondern deren erfolgreiche Umsetzung. Das kann für Frauen und Mädchen mit AD(H)S ein Hindernis auf dem Weg zum Erfolg sein. Teamarbeit kann hier Abhilfe schaffen.

Bist du vielleicht ein kreativer Mensch und hast das bislang gar nicht als deine besondere Stärke angesehen? Vielleicht hast du es überhaupt noch nie »gesehen« und stößt nur darauf, weil jemand aus deinem Umfeld es bemerkt. Wenn das auf dich zutrifft, überlege dir, wie du deine kreative Ader nutzen kannst. Lässt dein Beruf kreative Lösungen zu oder fordert er diese sogar, bist du dort in dieser Hinsicht sehr gut aufgehoben. Vielleicht liebst du gerade das an deiner Arbeit, deiner Ausbildung oder in der Schule. Wenn du keine Möglichkeit hast, bei der Arbeit kreativ zu sein, hast du vielleicht ein anderes Ventil für deine Ideen. Hast du zum Beispiel kreative Hobbys? Das Ausleben deiner Kreativität kann ein wichtiger Energiespender sein, dein Selbstbild positiv beeinflussen und für mehr Zufriedenheit sorgen. Genieße es!

Die Sonnenseite der Impulsivität: Ehrlichkeit, Begeisterungsfähigkeit und Spontaneität

»Wollen wir heute spontan den Tag am See verbringen?« – Hierauf gibt es mindestens zwei mögliche Antworten: 1) »Ja, ja, jaaa, das machen wir!«, oder: 2) »Eigentlich muss ich die Wohnung putzen und einkaufen, weil morgen Sonntag ist. Und meine Hausarbeit schreiben.«

Mit wem wird die den See vorschlagende Person wohl mehr Spaß haben? Richtig, mit der spontanen und begeisterungsfähigen Freundin. Es ist ja nicht so, als müsstest du selbst nicht putzen und einkaufen. Und Hausarbeiten schreiben. Du weißt auch, dass morgen die Geschäfte zu haben. Aber du folgst tendenziell eher deinen spontanen Impulsen und hast schon Ja gesagt, bevor du diese Alltagsproblemchen zu Ende gedacht hast. Vielleicht hast du dich im Nachhinein auch schon über deine eigenen Entscheidungen geärgert, zum Beispiel wenn du hungrig nach Hause gekommen bist und nichts zu essen da war. Wir möchten diese negativen Konsequenzen nicht schönreden. Aber fest steht: Du wirst mit sehr großer Wahrscheinlichkeit wieder gefragt werden, wenn eine schöne Unternehmung ansteht. Deine Begeisterungsfähigkeit macht dich zu einer beliebten und liebenswerten Person. Du wirst die Hausarbeit wahrscheinlich in der Nacht nach einem schönen Tag am See schreiben und manche Freundinnen werden dich dafür bewundern, wie du es schaffst, doppelt so viel wie sie an einem Tag zu erleben bzw. zu erledigen.

Ambivalenter begegnen deine Mitmenschen vielleicht einer weiteren, damit verbundenen Eigenschaft von dir: Ehrlichkeit. Auch das ist ein Resultat deiner Impulsivität. Du hast wahrscheinlich deine Erfahrungen damit gemacht, wie Menschen auf ehrliche Rückmeldung reagieren: Nicht immer so gut. Manchmal sogar wütend oder verletzt. Aber: Wir merken es doch auch, wenn wir angelogen werden. Eine ehrliche Rückmeldung kann ein echtes Geschenk sein. Gute Freundinnen und Freunde werden das zu schätzen wissen. Deine Ehrlichkeit macht dich authentisch. Du bist von Natur aus geradlinig und die anderen wissen, woran sie bei dir sind.

Eine weitere Ressource im zwischenmenschlichen Bereich ist deine große Hilfs- und Einsatzbereitschaft. Einzuspringen, wo Hilfe gebraucht wird – das ist ein nachvollziehbarer erster Impuls. AD(H)S-bedingt überdenkst du diesen nicht, wie es andere Menschen vielleicht tun würden. Als Freundin oder Kollegin verschafft dir diese Eigenschaft oft Anerkennung und Dankbarkeit.

Um deine Beziehungen zu schonen, kannst du das Beste aus dieser Impulsivität herausholen, indem du übst, deine Meinung sachlich zu formulieren und Ich-Botschaften zu verwenden. So kannst du ehrlich bleiben und dich gleichzeitig vor Verletzungen schützen.

Die Sonnenseite der Hyperaktivität: Energie ohne Ende

Wohin nur mit all der Energie? Wer nicht still sitzen kann und am liebsten pausenlos aktiv ist, hat natürlich einen großen Vorteil bei körperlichen Beschäftigungen. Sich regelmäßig zum Sport aufraffen? Das Problem, das viele damit haben, kannst du womöglich nicht nachvollziehen. Das Gegenteil ist der Fall: Du brauchst Bewegung, um überhaupt zu funktionieren. Deine körperliche Fitness dankt es dir. (Leistungs-)Sport kann hier die perfekte Nische für dich sein.

Aber auch in theoretischen Arbeiten kann Hyperaktivität Vorteile mit sich bringen: Drei Projekte zur gleichen Zeit zu stemmen würde deine Kolleginnen womöglich überfordern – du kommst dadurch erst so richtig in Schwung. Betroffene in leitenden Positionen gehen in ihrer Rolle oft dann auf, wenn sie eine Vielzahl von Projekten anstoßen und die kleinteilige Umsetzung an Mitarbeitende delegieren können. Sie werden nicht müde, Neues voranzutreiben. Und wenn es um eine wichtige Abgabefrist geht, arbeiten sie gerne auch mal die Nacht durch. Vielleicht liegt es dir nicht, jeden Tag von 8 Uhr bis 17 Uhr zu arbeiten. Es kann aber passieren, dass du die gleiche Arbeit in viel kürzerer Zeit erledigt bekommst, wenn der Zeitdruck steigt.

Womöglich kannst du deine Energie besser nutzen und bist produktiver, wenn du deine Zeit frei einteilen kannst. Oder wenn du einen Zeitplan hast, der schon vor der Arbeit eine Sporteinheit vorsieht, damit du überschüssige Energie loswerden kannst. Überhaupt ist Sport bei ausgeprägter Hyperaktivität eine extrem wichtige Ressource, die dir helfen kann, dich körperlich und seelisch gut und ausgeglichen zu fühlen und deine Konzentration zu steigern.

Die Sonnenseite der Ablenkbarkeit: Geistige Flexibilität, Aufgeschlossenheit und Neugierde

Es nervt natürlich, wenn die Konzentration einfach nicht so will, wie du es gerade möchtest. In manchen Situationen kann dir dein sprunghafter Fokus jedoch einen Vorteil verschaffen. Ablenkbarkeit macht Menschen auf Gefahren und auf günstige Gelegenheiten aufmerksam. Du kannst schnell reagieren, wenn du aus dem Augenwinkel einen Fahrradfahrer heranbrausen siehst. Du wirst nicht verpassen, wenn das Buffet auf der Hochzeit eröffnet wird. Und wenn eine spannende Aufgabe verteilt wird, ist deine Hand am schnellsten in der Luft. Ja, das birgt Risiken, aber auch Chancen.

Während du die Schattenseite des Aufmerksamkeitsdefizits bei monotonen Aufgaben spürst, erlebst du auf der Sonnenseite eine besonders große Spannung und vielleicht auch das angenehme Flowgefühl, wenn du dich mit neuen, interessanten Inhalten beschäftigst. Du kannst in kurzer Zeit viel Neues aufsaugen und dich dabei gut fühlen. Viele spät diagnostizierte Frauen mit AD(H)S erklären sich ihre noch verhältnismäßig unauffällige Grundschulzeit unter anderem damit, dass sie den Unterricht spannend fanden und unbedingt alles wissen wollten, was ihnen beigebracht wurde.

Obwohl wir später empfehlen werden, nicht zu multitasken – manche Frauen und Mädchen mit AD(H)S können das einfach besser als andere. Während die Gedanken beim Vokabellernen davonwandern, gehst du vielleicht in einer stressigen Situation im Rettungsdienst oder in der Rolle als »Mädchen für alles« auf einer großen Veranstaltung geradezu auf und der Oktopus-Modus ist in vollem Gange. Aber Achtung: Du wirst danach eine Pause brauchen und das nicht mögen.

Äußere Ressourcen beeinflussen

Nicht nur persönliche Charaktereigenschaften oder Denkstile können Ressourcen sein, sondern deine gesamte Umwelt. Dazu zählen deine Familie, deine Freundinnen und Freunde, deine beruflichen oder schulischen Bedingungen, Hobbys und Freizeitaktivitäten, deine körperliche und seelische Gesundheit und deine Wohnsituation. Eine unterstützende Familie kann genauso eine wertvolle Ressource sein wie eine gemütliche und sichere Wohnung.

Diese Ressourcen sind nicht unbedingt stabil über die Lebensspanne und nicht alle hast du vollständig unter Kontrolle, aber die meisten von ihnen kannst du beeinflussen. Du kannst eine feindselige Klassengemeinschaft in der Schule gehabt haben und Konflikte mit deinen Lehrern, später aber sehr zufrieden in deinem Beruf sein. Eine Familie kann zu einem Zeitpunkt zerstritten sein, ein Jahr später aber wieder großen Rückhalt bieten. Und du selbst kannst durch dein Verhalten mitlenken, wie sich Situationen entwickeln. Für Frauen und Mädchen mit AD(H)S ist es oft schwierig, sich sozial zu integrieren. Wenn es dir nicht natürlich »zufliegt«, stabile und gute Freundschaften zu haben, kann eine bewusste Entscheidung für Beziehungspflege hilfreich sein. Gleiches gilt natürlich für Partnerschaften.

Auch deine Gesundheit kann aktiv gepflegt werden: Gesunde Ernährung, regelmäßige Bewegung, Körperpflegeroutinen und die Inanspruchnahme von Vorsorgeuntersuchungen, vielleicht auch der längst überfällige Besuch bei einer Psychotherapeutin oder einem Psychotherapeuten, können Schritte in eine ressourcenstärkende Richtung sein. Gerade bei Menschen mit AD(H)S funktionieren diese Dinge oft nicht »automatisch«, sondern müssen eingeplant und trainiert werden (siehe *Kapitel 8*).

Und weil Ressourcen auch Spaß machen dürfen: Eine Freizeitbeschäftigung, die dich auslastet und dir wirklich Spaß macht, sollte nicht fehlen!

Versteckte Ressourcen?

Du findest dich in keiner der genannten Ressourcen wieder und kannst auch sonst nichts Positives an deiner Person oder in deinem Umfeld finden? Das ist ein ernst zu nehmendes Signal dafür, dass es dir gerade nicht gut geht. Suche dir bitte Unterstützung in Form einer Psychotherapie. Sobald es dir etwas besser geht, wirst du gemeinsam mit deiner Therapeutin oder deinem Therapeuten garantiert auch in deinem Leben Ressourcen identifizieren können.

Inspirierende Vorbilder: Erfolgreiche Frauen mit AD(H)S

AD(H)S führt nicht automatisch zu beruflichem Erfolg. Und eine herausragende Karriere mit Ruhm und Reichtum ist nicht erforderlich, um ein glückliches und erfülltes Leben zu leben. Und trotzdem sind Vorbilder und Rollenmodelle etwas Tolles: Es ist inspirierend, Personen zu sehen oder von ihnen zu lesen, die in dem, was sie tun, erfolgreich sind. Wir fühlen uns persönlich besonders angesprochen, wenn wir Eigenschaften von uns selbst in ihnen wiedererkennen. Vorurteile gegenüber psychischen Erkrankungen und (Selbst-)Stigmatisierung lassen sich am besten durch Kontakt zu Betroffenen und Informationsvermittlung bekämpfen. Prominente und Influencerinnen mit großer Reichweite können somit ein wichtiges Sprachrohr für Betroffene sein.

Im Internet findest du lange Listen mit berühmten Personen mit AD(H)S. Du wirst überrascht sein, wer alles dazugehört. Oder zumindest anscheinend dazugehört, denn nicht immer lassen sich die Informationsquellen nachvollziehen und in einigen Fällen handelt es sich nicht um bestätigte Diagnosen, sondern um «vermutete« Diagnosen, wobei unklar bleibt, wer diese Vermutung aufgestellt hat. Ein Umstand fällt beim Durchscrollen der Listen sofort ins Auge: Es finden sich zahlreiche hochkarätige männliche Kandidaten wie US-Präsidenten, weltberühmte geniale Wissenschaftler und der größte aller Zeichentrickerschaffer. Du findest auch weltberühmte Frauen, keine Frage. Doch es sind deutlich weniger. Das kann daran liegen, dass Frauen häufiger undiagnostiziert bleiben. Zusätzlich werden Frauen womöglich aufgrund von Rollenerwartungen weniger offen über eine AD(H)S-Diagnose sprechen.

Unter den Frauen sind außerdem einige zu finden, deren Karrieren durch Skandale etwas von ihrem Glanz eingebüßt haben. Das beste Beispiel hierfür ist Britney Spears. Mit ihrem Namen verbindet man derzeit weniger den Welterfolg, den sie bereits als Teenagerin hatte, als Drogen, Nervenzusammenbrüche und die langjährige Vormundschaft durch ihren Vater. Aufgrund der medialen Aufarbeitung neigt das Publikum dazu, zu vergessen, dass sie eine der erfolgreichsten Künstlerinnen des 21. Jahrhunderts ist. Interessant ist die Frage, ob es zwischen Britney Spears' Problemen und ihrer AD(H)S einen Zusammenhang geben könnte. So wie alle anderen Frauen und Mädchen sind auch Prominente nicht davor gefeit, zahlreiche weitere psychische Erkrankungen zu entwickeln, zumal sie unter großem Druck und ständiger medialer Beobachtung stehen. Hierüber kann aber nur spekuliert werden.

Wirklich ausführlich äußern sich nur wenige prominente Frauen zu ihrer AD(H)S. Das ist auch der Grund dafür, dass wir nur wenige Fallbeispiele von betroffenen Frauen ausführlicher vorstellen können. So wissen wir zwar, dass Zooey Deschanel und Cameron Diaz in der Schule gemobbt wurden, Avril Lavigne gleich ganz von der Highschool geflogen ist, Cher neben ADHS eine Lese-Rechtschreib-Schwäche hat, Lily Allen schlecht Freundschaften aufrechterhalten kann, Mel B mit ihrer direkten Art Menschen vor den Kopf stößt und davon profitiert, regelmäßig zu meditieren – diese kleinen biografischen Ausschnitte zeigen aber natürlich keine AD(H)S in ihrer Komplexität und Vielfalt. Wir müssen wohl noch ein bisschen warten, bis es normaler wird, öffentlich über psychische Gesundheit zu sprechen.

Neben den Prominenten aus der Film- und Musikindustrie und Sportlerinnen gibt es natürlich auch erfolgreiche Unternehmerinnen, Journalistinnen, Ärztinnen und viele mehr. Da diese nicht den gleichen Prominentenstatus haben wie die Künstlerinnen aus der Popkultur, hört man von den Letzteren noch viel weniger.

Im Vergleich mit den US-amerikanischen Prominenten thematisieren deutsche noch seltener ihre AD(H)S-Diagnose in der Öffentlichkeit. Einerseits ist die öffentliche Debatte über psychische Gesundheit in den USA im Vergleich mit derjenigen in Deutschland schon etwas fortgeschrittener und die Stigmatisierung nicht ganz so ausgeprägt wie in Deutschland. In Deutschland ist es aufgrund des Werbeverbots für verschreibungspflichtige Arzneimittel außerdem unvorstellbar, dass Prominente für AD(H)S oder die hierfür verordnete Medikation Werbung machen. Während einige bekannte Männer aus Deutschland sich dennoch als AD(H)S-Betroffene geoutet haben, muss man die weiblichen Betroffenen geradezu mit der Lupe suchen.

Eine Frau, die sich mehrfach zu ihrer AD(H)S und ihren Depressionen geäußert hat, ist die Schriftstellerin Kathrin Weßling. Sie liefert auch gleich die Antwort auf die Frage mit, weshalb Frauen in Deutschland so selten über ihre AD(H)S sprechen: weil sie damit so besonders sind, dass sie immer wieder danach gefragt werden.

Kathrin Weßling geht mit ihrer ADHS-Diagnose offen um. Das Interesse an ihrem Frau-mit-ADHS-Sein war allerdings so groß, dass sie nach einer Weile entschieden hat, nicht mehr als Vorzeigeexemplar zur Verfügung zu stehen. Sie ist der Auffassung, dass es nicht reicht, nur eine Betroffene zu hören. Sie wünscht sich, dass verschiedene Betroffene zu Wort kommen. Der große Andrang zeigt, wie wenige Frauen in der deutschen Öffentlichkeit mit ihrer AD(H)S geoutet sind.

Für Kathrin Weßling waren die Diagnosestellung mit Anfang 30 und die darauffolgende Behandlung eine große Erleichterung. Leider war es bis dahin ein langer Weg: mit heftigem Mobbing in der Schulzeit, depressiven Episoden und einer Angststörung. In einem Interview mit Toyah Diebel berichtete sie sehr ausführlich, dass diese Erfahrungen trotz Psychotherapie bleibende Wunden hinterlassen haben.[2]

In einem Artikel, den sie für *Die Zeit* verfasst hat, schildert sie ihre Schwierigkeiten unter konventionellen Arbeitsbedingungen und wie eine Anpassung des Arbeitssettings ihr geholfen hat.[3] Als Ressource, die ihr trotz AD(H)S und Depression eine erfolgreiche Karriere ermöglicht hat, benennt sie ihre Fähigkeit, in wenigen Stunden zu erledigen, wofür andere zwei Tage benötigen.

Simone Biles ist ein weiteres inspirierendes Vorbild. Sie ist wegen ihres viel diskutierten Ausstiegs bei den Olympischen Spielen 2021 in Tokio aufgrund psychischer Probleme wahrscheinlich unfreiwillig zur Mental-Health-Botschafterin des Jahres geworden. Aber das war nicht das erste Mal, dass sie ungefragt in diese Position gekommen ist. Ihre ADHS-Diagnose und Behandlung wurden von Hackern veröffentlicht. Sie äußerte sich dazu auf Twitter mit den Worten: »ADHS zu haben und Medikamente dafür zu nehmen ist nichts, wofür man sich schämen muss.« Unter den Reaktionen zu diesem Post finden sich viele, die angeben, ebenfalls AD(H)S zu haben und Simone Biles als inspirierend und mutig empfinden.

In ihrer Autobiografie *Courage to Soar* beschreibt sie sich als hyperaktives Kind, das in der Schule leicht ablenkbar war. Für das Turnen empfand sie schon von klein auf eine große Begeisterung, die sie immer wieder zu Höchstleistungen antrieb. Das harte Training habe ihr geholfen, ihre überschüssige Energie abzubauen.

Doch auch für Simone Biles bleibt die Diagnose nicht ohne Nachteile. So gab und gibt es hitzige Debatten darum, ob ihre ADHS-Medikation »legales Doping« ist und ihr einen Vorteil im Wettbewerb beschert. Sie verstößt mit ihren Medikamenten aber nicht gegen Anti-Doping-Gesetze. Bei den Olympischen Spielen erhielt sie neben anderen Athletinnen eine Sondergenehmigung für ihre Medikamente.

Im Training und in Wettbewerben wurden ihre Emotionalität und ihre teilweise widerspenstige Arbeitshaltung kritisiert. Nicht zu jedermanns Begeisterung konnte sie in spontanes Gelächter ausbrechen oder trotzig reagieren. In Anwesenheit des jubelnden Publikums wurde sie von ihrer Trainerin oft als »überdreht« wahrgenommen. Das hat sie aber nicht davon abgehalten, eine bislang unerreichte internationale Turnerinnenkarriere mit 25 Weltmeisterschaftsmedaillen hinzulegen. Damit ist sie ein gutes Beispiel dafür, dass AD(H)S in der richtigen »Nische« mehr Vor- als Nachteile für eine Karriere mit sich bringen kann.

Und nicht zuletzt sind Astrid Lindgrens hyperaktive Heldinnen aus unseren Kindertagen Vorbilder. Ein großer Teil ihres schriftstellerischen Werks widmet sich besonderen Kindern, die in ihrem Verhalten an ADHS-Kinder erinnern. Ihre bekannteste Figur, Pippi Langstrumpf, geht nicht zur Schule, ist absolut unangepasst, wild, hat ständig Probleme mit Autoritäten, ist erfinderisch und kreativ, kontaktfreudig und hilfsbereit.

Lindgren-Fans diskutieren in einem Internetforum, ob sich diese Eigenschaften in Pippis Fall wirklich als ADHS-Symptome bewerten ließen oder ob sie lediglich ein verzogenes, vernachlässigtes Kind ist, dem schlicht keine Grenzen aufgezeigt werden. Natürlich dürfen wir nicht vergessen, dass es sich bei Lindgrens Werken um Fiktion handelt (gerade bei der Pferde stemmenden Pippi ist das recht offensichtlich). Man kann ihr ein ADHS-typisches Temperament zuschreiben, das sie im Kontext der Geschichte besonders und liebenswert macht und mit dem sich ADHS-Mädchen auf eine positive und inspirierende Weise identifizieren können.

Noch ADHS-typischer mutet Madita an. Durch ihre Impulsivität passieren ihr wiederholt Missgeschicke, die mit etwas Pech tatsächlich schlimm hätten enden können. Mal ertränkt sie fast ihre Schwester, weil sie in ein Taufspiel vertieft ist. Mal springt sie mit einem Regenschirm vom Dach, um zu »fliegen« – und zieht sich dabei eine Gehirnerschütterung zu. Auf dem Weg zu einem Arzttermin wird die Zeit vergessen, noch schnell eine Haushälterin besucht, obwohl sie gar nicht zu Hause ist, und eine Prügelei mit deren Nachbarskindern angezettelt. Für diverse im Fluss gelandete Gegenstände, verlorene Radiergummis und vollgekritzelte Schulbücher macht sie einen gewissen »Richard« verantwortlich, der spontan ihrer Fantasie entsprungen ist. Als der Schwindel auffliegt, wünscht sie sich in ihrer Verzweiflung, zu sterben. In ihrem Satz: »Man kann ja nicht leben, wenn man sich immer so schämen muss«, schwingt der tief sitzende Komplex vieler Frauen und Mädchen mit AD(H)S mit, die die Erwartungen an ihr Verhalten und Benehmen durchaus sehen und erkennen, aber nicht erfüllen können.

Trotz aller Flausen und Missgeschicke zeigen die Geschichten von Madita, dass sie geliebt wird, wie sie ist. Dank ihrer Kreativität hat sie immer eine Lösung parat, sie ist schlagfertig, mutig und spontan, lässt kein Abenteuer aus und strotzt vor Energie. Und sie hat trotz – oder vielmehr genau wegen – ihres quirligen Naturells viele Fans.

Kapitel 8
Selbsthilfe für Frauen und Mädchen mit AD(H)S – Die acht Arme des Oktopus

Ausgestattet mit dem theoretischen Wissen über AD(H)S bei Frauen und Mädchen, fragst du dich jetzt wahrscheinlich, wie du bestmöglich mit deinen Besonderheiten – oder mit den Besonderheiten deiner Tochter – umgehen kannst. Für einen komplikationsarmen Alltag, ein gutes Selbstwertgefühl und das langfristige Erreichen von Zielen haben wir in diesem Kapitel Tipps, Tricks und Übungen zusammengestellt. Diese richten sich in erster Linie an erwachsene Frauen mit AD(H)S, sind aber für Mädchen adaptierbar.

Aufgrund der individuellen Besonderheiten jeder Betroffenen sind nicht alle Vorschläge gleichermaßen hilfreich für alle – und dementsprechend kann es in diesem Kapitel auch widersprüchliche Tipps geben. Manches erscheint dir vielleicht trivial, was anderen wie ein unbewältigbares Hindernis erscheint. Anderes hingegen so schwer, dass du schon beim Lesen zu verzweifeln drohst. Sei getrost, hier steht das Probieren im Mittelpunkt. Das ehrliche Austesten. Was für dich nicht dienlich ist, legst du wieder beiseite.

Bevor wir genauer auf die einzelnen Bereiche eingehen, geben wir dir einen Überblick über die acht Strategien, die wir dir nahelegen möchten: Die acht Arme des Oktopus. Bevor wir dir alles genau erklären, kannst du dir schon mal einen Stift und einen Zettel schnappen und es dir gemütlich machen. Denn Wissen ist schön und gut, es ersetzt aber nicht die Erfahrung, die du machen kannst, wenn du die Übungen selbst durchführst.

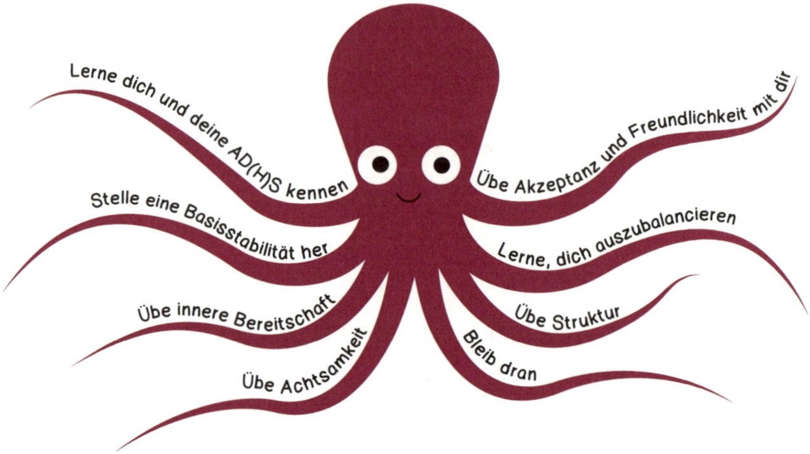

Arm 1
Lerne dich und deine AD(H)S kennen

Ein realistisches Bild von sich selbst zu entwickeln ist der erste Schritt für Veränderung. Dazu gehört nicht nur, dass du deine AD(H)S-bedingten Besonderheiten kennst, sondern auch, dass du sie in deinem Alltag berücksichtigst. Dabei können dir auch die Informationen zu AD(H)S bei Frauen und Mädchen in diesem Buch helfen: Was von dem, was du bisher gelesen hast, trifft auf dich zu, was eher nicht?

Bedenke, dass der Weg, dich kennenzulernen, ein lebenslanger Prozess ist. Es bleibt also spannend und Dinge können sich immer wieder ändern.

Übung
Steckbrief deiner Einzigartigkeit

Nimm dir Zettel und Stift und schreibe auf:

+ Worin unterscheidest du dich von anderen, was macht dich zu einem Unikat und was möchtest du gerne hören, was Freundinnen von dir sagen?
+ Was gefällt dir an dir selbst?
+ Was gibt es Lustiges von dir zu erzählen?
+ Wann lachst du selbst über dich?
+ Wie lachst du, wenn jemand dich zum Lachen bringt?
+ Womit hast du jemand anderen das letzte Mal überrascht?

Lerne dich selbst kennen – auch mit den Schwierigkeiten, die durch die AD(H)S bedingt sind. Wobei brauchst du Unterstützung? Vielleicht in Sachen Organisation? Oder beim Lernen? Oder beim Priorisieren? Bei der Kontrolle schneller Impulse? Überlegungen hierzu können auf den Informationen in diesem Buch basieren, vielleicht finden sich aber auch Hinweise im Gespräch mit einer Freundin, Partnerin oder auch deiner Therapeutin.

Übung
Meine AD(H)S

Nimm dir Zettel und Stift und schreibe auf:

+ Was macht meine AD(H)S aus?

Beispiele:

+ Ich bin schnell im Denken. Oder: Ich lese langsamer als die anderen in meiner Klasse.
+ Ich bekomme oft Strafzettel wegen Geschwindigkeitsüberschreitungen. Oder: Ich werde oft angehupt, weil ich nicht bemerkt habe, dass die Ampel grün geworden ist – oder beides?

Ein Aspekt der Eigenheit sind das individuelle Tempo und das eigene innere Zeiterleben. Entdecke und bedenke deine »Eigenzeit«: Jeder Mensch hat seine eigene Zeit für bestimmte Dinge. Einige brauchen mehr Zeit, um morgens in die Gänge zukommen, andere abends zum Runterkommen. Einige brauchen ewig im Supermarkt beim Einkaufen, andere, um Entscheidungen zu treffen.

Übung
Wofür brauchst du Zeit?

Schreibe drei Dinge auf, für die du mehr Zeit benötigst als andere.

1.

2.

3.

Was bedeutet es für dein Leben, wenn du diese Eigenheiten berücksichtigst?

Ein anderer Aspekt der Eigenheit können negative Einstellungen gegenüber dir selbst sein, die infolge der AD(H)S entstanden sind.

Checke deine »Komplexe«

- ☐ Ich habe ständig das Gefühl, eine innere Kritikerin bewerte mein Verhalten.[1]
- ☐ Ich zweifle viel an mir.
- ☐ Wenn ich Erfolg habe, kann ich ihn nicht genießen, weil ich mich frage, was dafür als Nächstes schiefgehen wird, oder glaube, dass das nur Zufall war.
- ☐ Meine verletzliche Seite zeige ich nur den wenigen Menschen, denen ich vertraue.
- ☐ Wenn irgendetwas schiefgeht, bluffe ich und erzähle »Geschichten«.
- ☐ Ich hatte schon immer das Gefühl, »anders« oder »falsch« zu sein.
- ☐ Ich bin mir nie ganz sicher, ob ich eigentlich genial bin oder eine ziemliche Niete.
- ☐ Ich kann mich nicht leiden.
- ☐ Niemand soll meine Schwächen mitbekommen.

- [ ] Wenn ich einer Person »wirklich« zeige, wie ich bin, wird sie mich nicht mehr mögen.
- [ ] Ich muss mich verstellen und viele Seiten unterdrücken, um gemocht zu werden.
- [ ] Ich versuche alles unter Kontrolle zu halten, damit niemand hinter meine Fassade schauen kann.
- [ ] Andere sagen, man könne mich nicht zu fassen bekommen.
- [ ] Ich halte meine Gefühle zurück.

Überlege dir, nachdem du deine »Komplexe« gecheckt hast, was dein Selbstwertgefühl stärken könnte. Was könnte dir eine positive Erfahrung mit dir selbst ermöglichen? Vielleicht helfen dir die folgenden Ideen dabei.

Arm 2
Übe Akzeptanz und Freundlichkeit mit dir

Übung
Selbstmitgefühl – Akzeptiere deine Eigenheiten

Setz dich hin, schließe die Augen und nimm Kontakt zum Boden auf. Spüre, wie die Füße Kontakt zur Sohle haben und die Sohle Kontakt zum Boden hat. Geh dann mit deiner Aufmerksamkeit zur Atmung und beobachte, wie dein Atem einfließt und die Bauchdecke sich etwas hebt und wie der Atem wieder ausfließt und die Bauchdecke sich senkt. Geh nun mit deiner Wahrnehmung nach innen und nimm wahr, wie es dir geht. Spürst du Anspannung, Unlust oder Stress an einer bestimmten Körperstelle? Wo spürst du es am deutlichsten? Geh mit deiner Wahrnehmung an die Stelle. Wenn du möchtest, kannst du auch eine Hand auf diese Körperstelle legen. Benenne, was du spürst und wie es dir geht. Sag zu dir selbst: »Das fühlt sich an wie …«, »Das … stresst mich« oder »Ich fühle mich nicht gut mit …«. Das ist ein Moment der Achtsamkeit. Andere Möglichkeiten sind: »Das ist schwer, das tut weh, das ist wirklich schwierig …«

Spüre dann, dass andere Menschen auch immer mal wieder Schweres zu tragen haben, nimm Verbindung zu ihnen auf. Eine Möglichkeit: »Anderen Menschen geht es auch so, ich bin nicht allein. Wir alle gehen durch schwierige Zeiten in unserem Leben.« Leg, wenn du möchtest, die Hände auf dein Herz, spüre die Wärme und den sanften

Druck deiner Hände auf dem Brustkorb, oder wähle eine andere Berührung, die dir guttut. Sag dann zu dir selbst: »Möge ich wohlwollend und freundlich mit mir selbst umgehen.« Das ist Mitgefühl. Du kannst auch andere Sätze verwenden, die dir in dem Moment guttun.

Für Mütter: Ermuntere auch deine Tochter zu mehr Selbstmitgefühl, anstatt ihr Vorhaltungen zu machen.

Es kann sein, dass für dich Haushalt und Ordnung mit starken unangenehmen bis hin zu ablehnenden Gefühlen verknüpft sind. Vielleicht hast du schon Fluchtgedanken, wenn du nur daran denkst. Das ist erst einmal nichts Ungewöhnliches. Und du weißt inzwischen, dass dein Gehirn nicht für das Ordnungschaffen ausgelegt ist, dass Haushaltstätigkeiten viel zu öde sind. Das Gleiche gilt für Lesen, Spazierengehen, langes Rumsitzen und Reden, Lernen oder Dokumentationstätigkeiten im Büro – allesamt Horroraktivitäten, die dir zu langweilig sind.

Gleichzeitig musst wahrscheinlich auch du dir ein wenig davon »zumuten«, wenn du ein selbstbestimmtes Leben führen willst. Die Konsequenzen einer vollständigen Vermeidung dieser Dinge hast du bestimmt schon einmal zu spüren bekommen. Aber du kannst etwas tun, um einen anderen Umgang mit diesen unangenehmen Tätigkeiten zu finden: Würdige die Anstrengung, die für dich damit einhergeht.

Es kann außerdem sein, dass dich soziale Events sehr anstrengen, da du sie als vollkommene Reizüberflutung empfindest. Vielleicht setzt du dich stark unter Druck, an dieser Art von Veranstaltung teilzunehmen, da du befürchtest, sonst als »komisch« angesehen zu werden und deine Freundinnen vor den Kopf zu stoßen. Auch hier ist es wichtig, dass du verstehst, dass dein Gehirn auf Überreizung besonders empfindsam reagiert und dir das nicht guttut. Viele Menschen bedeuten viele Reize – und das ist schwer zu verarbeiten bei einem Gehirn mit Reizfilterstörung. Das Gleiche gilt für laute Konzerte, Diskotheken oder Freizeitparks.

Eine Reizfilterstörung ist nichts, was du dir durch Überwindung oder Verdrängung abtrainieren kannst. Sie ist eine der AD(H)S-bedingten Eigenheiten, die du – so schwer das ist – lernen musst zu akzeptieren. Vielleicht gibt es im Falle von Reizfilterproblemen auch andere Dinge, die du mit deinen Freundinnen und Freunden machen kannst, als Party: in kleinerer Gruppe Unternehmungen planen und umsetzen, die dein Gehirn nicht überfrachten.

Aus Zitronen Limonade machen[2]

Die Hauptproblematik bei AD(H)S sind, wie wir in den vorherigen Kapiteln besprochen haben, die daraus resultierenden Probleme mit dem Selbstkonzept und die entwickelten »Komplexe«. Vielleicht kannst du dir erlauben, diese als AD(H)S-bedingte Denkmuster anzuerkennen, die nicht unbedingt dein Leben weiter bestimmen müssen.

Übung

Schließe Freundschaft mit dir: »So wie du bist, sollst du sein«

(in Anlehnung an Rolf Zuckowski und seine Freunde)

Trau dich, anders zu sein, und fang an, dich mit dir anzufreunden und dich anzunehmen. Diese schwierigste aller Aufgaben stellt sich jeden Tag neu. Denn immer wieder schaltet sich unsere innere Kritikerin ein und fängt an, uns zu bewerten.

Übe dich noch einmal im Selbstmitgefühl. Auch hier gibt es zahlreiche Apps, auf die du zurückgreifen kannst (z. B. *7Mind* oder *Headspace*).

Du kannst dir auch Mutsätze aufschreiben und ein Symbol dafür finden, z. B. einen Stein oder eine Kastanie. Wichtig ist, dass du sie immer bei dir trägst. Sie sollen dich dazu ermutigen und dir dabei helfen, in schwierigen Situationen den Stier bei den Hörnern zu packen: »Ich habe Mathe gelernt, jetzt gebe ich mein Bestes. Mehr geht nicht!«, »Das schaffe ich!«, »Mut tut gut!«.

Versuche außerdem, deine vermeintlichen Schwächen aus einer anderen Perspektive zu sehen und in ihnen Stärken zu entdecken. Jede Sache kann man auch aus einem anderen Blickwinkel sehen – genau, das hatten wir schon (siehe *Kapitel 7*). Mache also »aus Zitronen Limonade«! Denn wenn du deine vermeintlichen Schwächen in positive Zuschreibungen verwandelst, bist du auf dem Weg, deinen Selbstwert zu stärken. Hier ein paar Beispiele:

Aus Schwarz mach Bunt	
Schwäche	**Stärke**
Ich komme oft zu spät.	Ich bin in meinem Tempo unterwegs.
Ich bin zu groß.	Mich übersieht man nicht.
Ich bin zu chaotisch.	Ich habe ein Ordnungssystem, das nur ich kenne.
Ich bin zu laut.	Ich sorge für temperamentvolle Unterhaltung.
Ich bin zu emotional.	Gefühle machen unser Leben bunt.
Ich bin zu schnell.	Ich bin eben ein Sportwagen.

Übung
Gedankliches Betthupferl

Überlege dir jeden Tag vor dem Zubettgehen, was du an dem Tag gemacht hast, was du gut fandest, mit was du zufrieden warst, was dir an dir gefallen hat.

Arm 3

Stelle eine Basisstabilität her

+ **Entdecke die Spießerin in dir:** Sorge für möglichst viel Struktur und Gleichförmigkeit in deinem Leben. Unser Körper liebt Regelmäßigkeiten und Routinen: ausreichend und regelmäßig essen, trinken und schlafen. Eltern von Töchtern mit AD(H)S sollten für diese Rahmenbedingungen sorgen.
+ **Bleib in Bewegung:** Bewege dich mindestens 30 Minuten am Tag und nutze jede Gelegenheit, die sich dir bietet. Fahre mit dem Fahrrad zur Arbeit, nimm die Treppen, laufe einfach mal nach Hause, zum Einkaufsladen oder am Wochenende eine Runde mit der Familie. Das ist für Kinder besonders wichtig und führt zu mehr Ausgeglichenheit. Da kann man locker das Doppelte bis Dreifache an Bewegung und Draußensein einplanen.
+ **No Drugs:** So wenig Alkohol und Drogen wie möglich – am besten gar keine. Sie verstärken die Aufmerksamkeitsproblematik, bringen Instabilität in dein Befinden, führen oft in eine Abhängigkeit und begünstigen eine ganze Reihe anderer psychischer Probleme, die das Leben mit AD(H)S zusätzlich erschweren.
+ **Mach etwas Schönes:** Mache jeden Tag eine Sache, die dir Freude bereitet. Es gibt Schönes – tu es und denk daran!

Arm 4

Lerne, dich auszubalancieren

Alle Menschen haben ein optimales Aktivierungs- und Stimulationsniveau ihres Körpers. Dann greifen Stimmung, Aktivierung, Motivation und Konzentration ideal ineinander – wie die Räder einer Zahnradbahn, und die Maschine »schnurrt«. Stell dir einen Motor eines älteren Automodells vor, der beim Anlassen noch etwas untertourig fährt, erst mit ein wenig Gas in Schwung kommt und sich langsam hocharbeitet, um ein gutes Tempo aufzunehmen. Gibst du zu wenig Gas, ist zu wenig Aktivierung vorhanden und das Auto tuckert vor sich hin. Gibst du zu schnell zu viel Gas, säuft der Motor hingegen ab oder heult auf – ein Zeichen für zu viel Aktivierung. Beides schadet dem Motor. Bei Frauen und Mädchen mit AD(H)S ist es oft ähnlich: Nicht zu wenig und nicht zu viel Stimulation ist der Schlüssel zu ihrem Wohlbefinden. Die richtige Balance zwischen Aktivität und Ruhe zu finden ist allerdings die hohe Kunst. Und bei Frauen und Mädchen mit AD(H)S ist es besonders schwer, dieses Fenster der optimalen Aktivierung zu treffen.

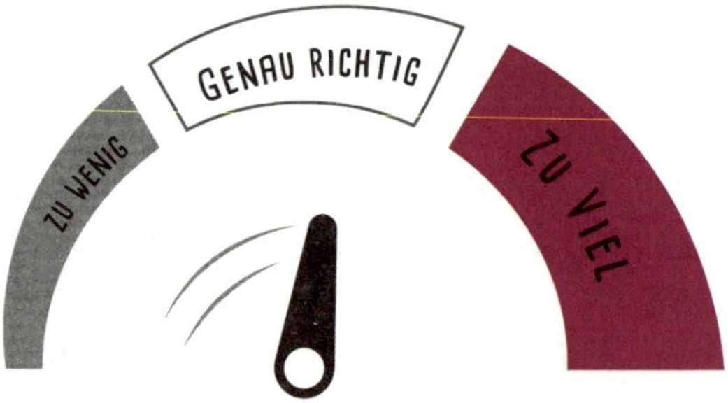

Das »Genau richtig«-Fenster ist unser Ziel. Die folgenden Übungen und Techniken dienen dazu, so oft wie möglich in diesem Bereich zu landen.

Übung

Nimm dein Aktivierungsniveau achtsam wahr

Setz dich hin, schließe die Augen und nimm Kontakt zum Boden auf. Spüre, wie deine Füße Kontakt zur Sohle habenund die Sohle Kontakt zum Boden hat. Geh dann mit deiner Aufmerksamkeit zur Atmung. Beobachte, wie dein Atem einfließt und die Bauchdecke sich etwas hebt und wie dein Atem ausfließt und die Bauchdecke sich senkt. Wenn du merkst, dass dein Kopf von anderen Geräuschen oder Gedanken angezogen wird, ist das vollkommen normal und auch Teil der Übung, das wahrzunehmen. Komm dann wieder zurück zu deiner Atmung und nimm wahr, wie dein Atem ein- und ausfließt. Was nimmst du wahr? Wie fühlt sich dein Atem an? Wie fühlt sich dein Körper an, wo spürst du Anspannung? Sind deine Gedanken geordnet oder fühlst du dich verwirrt? Sind die Gedanken negativ gefärbt oder überwiegend positiv?

Mach diese Übung mehrmals am Tag, um dich und deine verschiedenen Aktivierungsniveaus kennenzulernen!

Finde heraus, ob du das optimale Aktivierungslevel erreicht hast

- ☐ Du bist guter Stimmung.
- ☐ Du fühlst dich wohl, dein Körper ist entspannt.

- ☐ Deine Atmung fühlt sich gut an, dein Atem fließt ruhig ein und aus.
- ☐ Deine Gedanken kommen einer nach dem anderen.
- ☐ Deine Gedanken sind überwiegend positiv.
- ☐ Dein Grundtenor: Ich bin okay, die Umwelt ist okay.
- ☐ Alles im »genau-richtig-Bereich.«

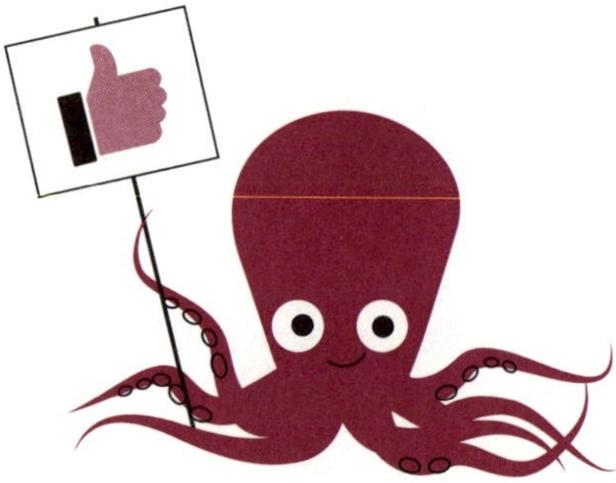

In einem ganz normalen Leben ist es unmöglich, immer im optimalen Bereich des Drehzahlmessers zu sein. Du musst daher lernen, Unter- und Überstimulation zu regulieren. Hier einige Strategien, um dein Aktivierungslevel auszubalancieren:

Unterstimulation: Gib Gas!	**Überstimulation: Runter vom Gas!**
Steh morgens auf/komm abends nach Hause und geh joggen, spazieren, aufs Fahrrad, mache Yoga oder andere Workouts.	Reduziere Reize und Stress (→ Selbstreflexion).
Stimuliere dich durch starke Reize: Wechseldusche (heiß/kalt) oder dusche nur kalt.	Sag etwas ab, verschiebe, delegiere, mach es dir »leicht« (→ Eisenhower-Prinzip).
Stimuliere dich durch intensives Essen: Iss eine Chili, beiß auf eine Zitrone, trink einen starken Espresso.	Setze entspannende Reize: Duftöl, ruhige Musik, Yoga, eine kleine Fingermassage.
Lies Witze oder schau dir lustige Youtube-Videos an.	Erledige eines nach dem anderen, nicht alles auf einmal. Plane Puffer ein und mache Pausen (→ Wochenplan).
Füttere dein Gehirn mit erfreulichen und interessanten Inhalten: Podcasts, Hörbücher, Gehirnjogging, Sudoku.	Plane jeden Tag angenehme Ausgleichsaktivitäten ein (→ Positive Aktivitäten).
Sorge für Anregung in deinem Leben: Plane etwas Ungewöhnliches, etwas Positives.	Erledige eine Aufgabe ganz bewusst und achtsam (→ Atem-Achtsamkeit).
Schreibe deine Ziele/Wünsche auf und hänge sie gut sichtbar auf.	Erlaube dir, heute etwas nicht zu schaffen (→ Übe Akzeptanz und Freundlichkeit mit dir).

Für Mütter: Übertrage das auf deine Tochter und sorge so für eine gute Balance im Familienalltag.

Ausbalancieren kann man auch die Be- und Entlastungen im Alltagsleben. Um abzugleichen, wie du deinen Alltag im Moment wahrnimmst, eine kleine Übung:

Übung
Reflektiere dich selbst

Nimm dir ein paar Minuten Zeit und überlege, wie deine letzten Tage aussahen: Wie sah dein Alltag aus? Wie hast du dich gefühlt? Wie viel Energie und Anstrengung hat er dich gekostet? Wäre es anders gegangen? An welcher Stelle hättest du es dir leichter machen können? Was hätte es dir gebracht? Was gekostet? Was würde deine beste Freundin oder dein bester Freund sagen? Würde sie oder er es genauso sehen?

Bedenke, dass du die Waage so ausrichtest, dass die Entlastungen mindestens die Belastungen ausgleichen. Noch besser: Positive Aktivitäten überwiegen die negativen. Nach einer Anstrengung oder nachdem du etwas getan hast, was für dich schwierig war – unabhängig davon, ob es andere »ganz normal« oder »nicht weiter schlimm« gefunden hätten –, ist es richtig und wichtig, das zu würdigen: »Puh, jetzt habe ich es hinter mir! Wow, das habe ich geschafft!« Und dich mit etwas zu belohnen. Das wird nicht immer ein großes Geschenk sein können – und muss es auch nicht. Die Badewanne am Abend, im Bett ein schönes Buch lesen, sich einen Kaffee kochen, eine Zeitschrift durchblättern oder sich einen Blumenstrauß kaufen sind nur einige Ideen, um für Ausgleich zu sorgen. Und für deine Tochter:

Sorge immer wieder für reizarme Zeiten, in denen sie zur Ruhe kommen kann. Plane diese Phasen bewusst ein.

Wenn es dir momentan nicht so gut geht oder du deine Glücksmomente bisher vor allem in gesundheitsschädigendem Verhalten erlebt hast, weißt du vielleicht gar nicht, was du Gutes für dich und/oder deine Tochter tun kannst. Die folgende Liste bietet dir ein paar Denkanstöße und kann nach Belieben ergänzt werden. Einziges Kriterium: Die Aktivität bereitet dir Freude und hat keinen schädigenden Einfluss auf dich.

Positive Aktivitäten

- ☐ Musik hören
- ☐ ein Buch lesen
- ☐ ins Schwimmbad gehen
- ☐ Zeitschriften durchblättern oder Zeitung lesen
- ☐ Kreuzworträtsel lösen
- ☐ puzzeln
- ☐ Entspannungsübungen machen
- ☐ sich schön kleiden
- ☐ ausgiebig baden
- ☐ Mountainbiken/Klettern/Skaten

- ☐ sich vor dem Spiegel zurechtmachen
- ☐ etwas Schmackhaftes zu sich nehmen
- ☐ sich selbst etwas kochen
- ☐ die Wohnung oder ein Zimmer schön einrichten
- ☐ aufräumen und putzen
- ☐ malen, basteln oder musizieren
- ☐ Briefe an Verwandte und Bekannte schreiben
- ☐ ausschlafen
- ☐ mit einer Freundin telefonieren
- ☐ ausgiebig duschen
- ☐ Romane, Erzählungen, Theaterstücke oder Gedichte schreiben
- ☐ Blumen kaufen oder Pflanzenableger züchten
- ☐ eine spannende Serie schauen
- ☐ spazieren gehen und dabei einen Podcast hören

Um die Balance zu halten und die positiven Aktivitäten nicht aus dem Blick zu verlieren, gibt es eine Geheimwaffe: den Wochenplan (siehe *Oktopus-Arm 6*). Im Wochenplan kannst du angenehme Aktivitäten bewusst einplanen, um für Ausgleich zu sorgen.

Auch Stress kann man ausbalancieren: Dazu ist es wichtig, die Bereitschaft zu entwickeln, es dir leicht zu machen. Manchmal sind es übergeordnete Werte und Grundüberzeugungen, die verhindern, dass wir den leichteren Weg wählen und es uns im Alltag schwerer machen als nötig. Die folgende Übung kann dir helfen, deine Stressoren ausfindig zu machen.

Übung
Stressanalyse

1. Was hat dich heute gestresst?

2. Hätte es einen leichteren Weg gegeben?

3. Was hat dich davon abgehalten, diesen zu wählen?

Nutze Tricks für ein entspanntes Leben

- ☐ **Hilfe in Anspruch nehmen**: die Freundinnen fragen, ob sie auch etwas zum Geburtstag mitbringen können, die Babysitterin einmal mehr anrufen, Dienstleistungen in Anspruch nehmen (Fahrradhändler, der den Reifen flicken kann etc.), eine Therapie machen
- ☐ **Anstrengungen verringern**: mehr Pausen machen, mit mehr Puffer den Alltag planen, weniger arbeiten,

den nächsten Bus nehmen, statt zu sprinten, beim Sport nicht den letzten Funken Energie aus sich rausholen, sich bei der Arbeit nicht ausquetschen lassen wie eine Zitrone, Verabredungen verschieben

- ☐ **Delegieren**: einen anderen die Organisation des Sommerfestes übernehmen lassen, die Haushaltsarbeiten fair verteilen, anderen die Ausflugsplanung übergeben, anderen den »Ideenvortritt« lassen

- ☐ **Zeit gewinnen**: mal beim Italiener nebenan Mittagessen holen, sich mit den Nachbarn beim Kinder-zur-Schule-Bringen abwechseln, im Winter nur die Kragen der Hemden bügeln, eine E-Mail oder SMS schreiben, anstatt zu telefonieren

- ☐ **Entrümpeln und her mit dem schönen Leben**: mehr »Ich will«, weniger »Ich soll/muss«! Entlaste dich durch ein konsequentes Nein und überlege dir, was und wer dir wirklich wichtig ist.

- ☐ **Mache eines nach dem anderen**: Studien belegen, dass das Umschalten von einer Tätigkeit zur anderen und wieder zurück mehr Zeit in Anspruch nimmt und Störungen produziert, vermeide also Multitasking.

Allerdings ist Entspannung nicht alles für Frauen und Mädchen mit AD(H)S, denn das kann auch ganz schön langweilig werden. Sich im Unterstimulationsbereich zu bewegen, erleben Frauen und Mädchen mit AD(H)S als sehr unangenehm und unbefriedigend. Der Ausschlag auf dem Tachometer muss einfach ab und zu mal durch die Decke gehen. Es entsteht der Wunsch nach Erfahrungen, die Anregungen und Stimulation – Kicks – versprechen. Was braucht es dann? Alles, was Adrenalin und Stimulation bringt – und am besten nicht risikoreich und gefährlich ist. Das ist nicht immer so ganz leicht zu finden.

»Kicks« und »Highlights«: Sorge für Stimulation und Anregungen im Alltag und füttere deinen inneren Adrenalinjunkie

- ☐ Flexibilisiere deinen Alltag so weit wie möglich. Plane in deine Grundstruktur gezielt Zeiträume für Spannendes und Neues ein.
- ☐ Such dir anregende Freundschaften.
- ☐ Lies spannende Bücher, schau neue Filme oder hol dir das neue Konsolenspiel. Besuche Veranstaltungen, Konzerte oder Festivals.
- ☐ Für Newsjunkies: Versuche die Handyzeiten im Tagesplan einzutragen, damit du auf dem Laufenden bist.
- ☐ Plane Sport, viel Bewegung (gerne verschiedene Sportarten) ein: Wünsch dir einen Tandemfallschirmsprung zum Geburtstag, melde dich zum Surfkurs an, plane einen Tauchkurs im Sommerurlaub.
- ☐ Plane interessante Begegnungen und Anregungen: Mach einen Tanzkurs und lerne jede Woche neue

Tanzfiguren, starte einen Podcast oder Leseabende, in denen ein Austausch zu Themen stattfindet, die dich interessieren.

- ☐ Wechsle Lern- und Arbeitsorte: mal zu Hause, mal in der Bibliothek, mal im Café, mal im Wald.
- ☐ Plane abwechslungsreiches und geschmacksintensives Essen, sei auf dem Laufenden, was die neuen In-Locations deiner Stadt betrifft.
- ☐ Geh immer wieder neue Wanderwege und Touren in deiner Freizeit.
- ☐ Plane so oft wie möglich Orts- und Tapetenwechsel: Besuche Freunde und Verwandte, plane Kurztrips in andere Städte.

Arm 5
Übe innere Bereitschaft

Jetzt hast du natürlich in deinem Leben nicht immer den Luxus, nur das zu tun, wofür du brennst. In der Schule musst du dir ein breites Spektrum an Wissen aneignen – unmöglich, dass du dich dabei für alles interessierst oder dass alle Lehrerinnen so cool sind, dass es dir immer Spaß macht, zu lernen. Auch beim Arbeiten bestehen ca. 30 bis 50 Prozent der Tätigkeiten aus der Abteilung »Fleiß«, »Nerviges« und »Notwendiges« – nur der Rest macht, wenn du es gut getroffen hast, Spaß.

Aktiviere deinen Bereitschaftsregler für Unliebsames

Wenn du nicht willst, dass Vermeideritis und Aufschieberits zuschlagen, musst du den Bereitschaftsregler für »Unspaßiges« etwas hochdrehen bzw. deine Tochter dazu anleiten. Sonst schlägt das dazugehörige Unlustgefühlsbarometer womöglich ins Nirwana aus. Je mehr du dich darauf einstellst, für eine begrenzte Zeit etwas Unliebsames zu tun, desto weniger wird dein Unlustbarometer ausschlagen. Entsprechend wird die Gesamtbewertung »Nicht grandios, aber auszuhalten« ausfallen. Glaub uns, wir sitzen hier an einem Samstagabend um 22:04 Uhr und schreiben diese Zeilen. Aber wir haben uns vorher alle auf das Schlimmste gefasst gemacht. Ist gar nicht so schlimm auf einmal.

Wie um alles in der Welt stellst du es nun an, dein Gehirn dazu zu bewegen, sich in Gang zu setzen? Das ist eine sehr individuelle Frage – schließlich ist jedes Gehirn ein Unikat. Überlege dir also, wie du dein Gehirn so stimulieren kannst, dass es findet, dass es sich lohnt, sich in Gang zu setzen. Lass dich dabei auch von den folgenden Gehirnüberlistungsstrategien inspirieren:

+ **Stetig und mäßig und kleine Zeiteinheiten:** Wenn du Unangenehmes, Langweiliges, Nerviges oder Stressiges vor dir hast (Hausaufgaben, Lernen, Steuererklärung, Telefonate mit Ämtern), mute dir überschaubare Einheiten dieser Tätigkeiten zu.
+ **Kleine Belohnung sofort:** Belohne dich oft und regelmäßig mit Angenehmem. Plane Pausen ein, kleine leckere Snacks oder Getränke zwischendurch, ein leckeres Mittagessen mit einer Freundin, einen Spaziergang zwischendurch, einen wilden Tanz zu deiner Lieblingsmusik, Badewannenzeit, eine Folge deiner Lieblingsserie etc.
+ **Gründe deinen eigenen Fanclub:** Bastele dir Karten, die dich anfeuern durchzuhalten. Schreibe dir auf, weswegen du den ganzen Spuk machst, z. B. Schulabschluss, weil du hinterher

auf die Musikakademie gehen willst, oder Steuererklärung, damit du das Geld für den nächsten Urlaub bekommst. Das große Plakat mit gut lesbaren großen Buchstaben hängst du dir unübersehbar an die Wand.

+ **Mach es wie Beppo, der Straßenkehrer:** Du erinnerst dich an Beppo, den Straßenkehrer, aus dem Buch *Momo* von Michael Ende? Er muss die ganze Straße kehren und die ist lang, sehr lang! Wenn er bis ans Ende der Straße schauen würde, würde er vermutlich verzweifeln und den Besen in die Ecke werfen. Stattdessen bleibt er im Hier und Jetzt und konzentriert sich nur auf den nächsten Besenstrich. Und so kommt er gut, Besenstrich für Besenstrich, bis ans Ende der Straße. Und voilà: geschafft!
+ **Überliste deinen inneren Schweinehund:** Verabrede dich mit anderen – zum Lernen, zum Sportmachen, zum Wohnungputzen. Vielleicht ist die Teamarbeit für deine Motivation hilfreich. Denn zusammen machen unliebsame Tätigkeiten Spaß. Außerdem kannst du deine »innere Teamarbeit« verbessern, indem du deine »Antreiberin« etwas zurückpfeifst (20 Minuten joggen reicht!) und deinem »Faulpelz« seine Zeiten versprichst (ja, nach dem Joggen legst du dich gemütlich mit einer Zeitschrift aufs Sofa).

Kinder besser belohnen!

Um Kinder zu motivieren, ist es hilfreich, mit Belohnungen zu arbeiten, nicht mit Bestrafungen. Gelingt es deinem Kind, eine Erwartung zu erfüllen: Belohne es, würdige seine Anstrengung und erkenne sie an! Dabei sollten die Belohnungen weniger aus Süßigkeiten und zusätzlicher Medienzeit bestehen. Manchmal lohnt es sich auch, einen Verstärkerplan zu machen.[3] Ein Verstärkerplan ist ein Verfahren aus der Verhaltenstherapie. Es ist ein Belohnungssystem, bei dem eine Person für ein bestimmtes erwünschtes Verhalten belohnt wird. Wenn beispielsweise ein Kind an fünf Tagen in der Woche erwünschtes Verhalten (z. B. Aufräumen) gezeigt hat, bekommt es am Ende der Woche eine (größere) Belohnung, z. B. Mama liest ein Kapitel mehr vor oder spielt zehn Minuten länger mit.

Arm 6
Übe Struktur

Struktur ist alles

Viele Frauen und Mädchen mit AD(H)S ringen mit Planungsschwierigkeiten. Aber – gute Nachrichten: Wichtige Fertigkeiten zur Organisation und Zeitplanung lassen sich lernen. Kein Grund also, sich im Leben ständig vom Chaos durchschütteln zu lassen.

Beginne damit, Achtsamkeit (später mehr dazu) in deinen Tagesablauf zu integrieren. Das hilft, bei der Sache zu sein, präsent, im gegenwärtigen Augenblick. Bei-der-Sache-Sein wiederum ist bei der Planung und beim Aufbau von Routinen wichtig, um den Fokus nicht zu verlieren. Dafür musst du dir regelmäßig etwas Zeit nehmen. Und diese Zeit, die du fürs Planen brauchst, ist meist gut investiert, weil realistisch geplante Termine in der Regel funktionieren. Die Wahrscheinlichkeit, diese zu vergessen, sinkt und Überlappungen mit anderen Terminen werden unwahrscheinlicher. Zur Planung braucht es meist mehrere Planungstermine (siehe *Lifehacks zur Zeitplanung*).

Für Mütter: Bedenke, dass unendlich viele Wiederholungen für das Verinnerlichen von Abläufen notwendig sind. Das heißt, du und deine Tochter müsst viele Male auf die gleiche Weise das Zähneputzritual mit Sandmännchenmusik durchführen, damit es in Fleisch und Blut übergeht. Für Kinder ist es besonders wichtig zu lernen, dass sich das Leben durch übergeordnete Muster und Strukturen erleichtern lässt.

Lifestyle: 5 % Spießigkeit tun gut!

Viele Frauen mit AD(H)S berichten, dass eine klare äußere Struktur für das Leben mit AD(H)S ein Segen ist. Sosehr viele von ihnen diese Strukturen eigentlich verabscheuen und manches Mal dagegen rebellieren, so sehr tragen sie zur Stabilisierung im Alltag bei und erlauben es Frauen mit AD(H)S, ihre Aufgaben zufriedenstellend zu erledigen.

Daher ist eine der wichtigsten Empfehlung für ein Leben mit AD(H)S: das Etablieren eines Tagesablaufs und eines klaren Schlaf-wach-Rhythmus mit regelmäßigen Mahlzeiten, ausreichend Schlaf und Bewegung. Das kann durch geduldiges Versuchen und langsames Automatisieren und/oder auch durch Anpassen oder Delegieren gelingen. Am leichtesten fällt es, wenn äußere Zeitgeber wie die Schule oder der Beruf die Grobstruktur vorgeben. Hausfrauen und Studentinnen tun gut daran, sich an die Rhythmen der anderen Familienmitglieder oder Mitstudierenden anzupassen, also morgens mit den anderen aufzustehen und in die Vorlesung zu gehen.

»Alles schon versucht!«, ist die Standardantwort, wenn es um den Aufbau unliebsamer Routinen oder Strukturen (von anderen auch gern »Disziplin« genannt) geht und die Mühe und die Unlust eines erneuten Versuchs zu anstrengend erscheinen. Nicht selten zeigt sich bei genauerem Hinsehen aber, dass eine neue hippe Technik genau einen Tag lang ausprobiert und dann mit viel Groll und

Schmackes verworfen wird. Daher unser Vorschlag: Wenn du etwas ausprobieren möchtest und deine innere Bereitschaft dazu vorhanden ist, Struktur und Routine in den Tagesablauf zu bringen, gib dir dafür Zeit.

Fange mit dem regelmäßigen Aufstehen an (mit einem realistischen Aufstehziel) und versuche dich eine Woche lang daran, werte den Versuch aus, liste Hindernisse auf (Bett zu schön warm, Wecker direkt wieder ausgemacht und weitergeschlafen, Wecker überhört wegen des Ohropax, Wecker zerschlagen, weil Weckton zum Kotzen etc.) und überlege dir, wie du sie überwinden kannst. Wenn du keine Ideen mehr hast, besprich den Versuch mit einer anderen Person und liste weitere Hindernisse auf. Überlege dir dann einen Umgang mit den Hindernissen, besprich dich wieder und versuche noch einmal, eine Woche lang regelmäßig aufzustehen. Und so geht es weiter, Woche um Woche. Try again and again. Das Wichtigste hierbei: Gib nicht auf! Eine solche Routine stellt sich nicht nach einem Tag ein, sie muss sich einschleifen. Gib dir daher genügend Zeit und lass, wenn du an deine Grenzen kommst, andere bei der Auswertung mitwirken.

Lifehacks zur Zeitplanung

Wichtigstes Instrument zur Organisation und Zeitplanung ist und bleibt ein Wochenplan oder Kalender. Egal ob es ein Buch ist, ein Tischkalender oder ob du in deinem Handykalender alles einträgst. Es hat sich bewährt, neben den Tag-für-Tag-Eintragungen auch eine Monatsansicht zur Hand zu haben, um Termine mit längerem Vorlauf (Arzttermine, Klassenarbeiten, Prüfungen, Urlaube) festzuhalten. Schreibe Termine dabei an höchstens zwei Stellen auf: zu Hause im (Familien-)Kalender und in einen Kalender, den du mit dir führst (z. B. Handy). Hänge Ersteren gut sichtbar an eine zentrale Stelle. Für Mütter: Trainiere deine Tochter, abends oder morgens auf den Kalender zu schauen. Wenn du Termine in deinem Handy notierst, versieh sie mit einer Erinnerungsfunktion. Lass dich am Abend vor dem Termin und mindestens eine Stunde vor dem Termin daran erinnern. So entgeht dir nichts!

Für die Wochenplanung brauchst du Zeit. Auch hier solltest du dir einen Termin eintragen (mit dir selbst), der jede Woche zum gleichen Zeitpunkt stattfindet und an dem du Woche für Woche die nächsten sieben Tage planst. Und jeden Tag musst du dir Zeit nehmen, um den nächsten Tag durchzugehen. Schau am Morgen noch einmal auf den Tageskalender, damit du die Planung präsent hast. Hier geht es wieder darum, eine Routine zu etablieren.

»Ein Stundenplan für den Alltag? So ein Quatsch!«, oder auch: »Das schaffe ich nie!«, denkst du jetzt vielleicht. Doch mit einem Wochenplan gelingt es dir, viele Fliegen mit einer Klappe zu schlagen. Du kannst zum Beispiel deine Mahlzeiten und, falls es dir schwerfällt, auch Trinkpausen schriftlich festhalten – natürlich auch im Smartphone. Das Gleiche gilt für deine Sporteinheiten. Wenn du alle Termine einträgst, kannst du dir sogar einen Überblick darüber verschaffen, wie viele deiner Termine belastend für dich sind und wie viele für Ausgleich sorgen. Markiere sie farblich! – Wie, alles rot? Dann ahnst du sicher, was zu tun ist: Suche nach Möglichkeiten für einen Ausgleich oder versuche, Belastungen zu reduzieren. Belohnungen dürfen schriftlich festgehalten werden! Lass dich von der Liste für positive Aktivitäten inspirieren. Und wenn dir das alles unbewältigbar erscheint, dann beginne mit einem ersten Schritt, dem Tagesplan. Versuche jeden Abend, die anstehenden Termine des Folgetages mit achtsam-wachem Geist durchzugehen und dir damit einen Überblick über den anstehenden Tag zu verschaffen. Und wenn doch wieder ein Chaostag unter den schön geplanten ist, schaue freundlich darauf zurück und mach dich an die Planung des nächsten Tags. Immer wieder versuchen.

MAI 2022
09. - 15.5

WOCHENPLANER

● MAMA ■ PAPA ▲ MIA ◖ MAX

	Montag	Dienstag	Mittwoch	Donnerstag	Freitag	Samstag	Sonntag
8:00		■ Papa: 8:30 Uhr Zahnarzt			Geburtstag ▲ Mia		
9:00							
10:00						● Mama: 10 Uhr Hunde-schule mit Balu	
11:00							
12:00							
13:00						● ■ ◀ ◒	
14:00						14:00 Zoo mit allen	● ■ ◀ ◒
15:00		■ ▲ ◖ Papa, Mia + Max 15 Uhr Friseur					15:00 ALLE: Kaffee & Kuchen bei Oma + Opa
16:00	▲ Mia: 17Uhr Fussball-training				▲ Feier Mia		
17:00				● Mama ■ Papa 17:00 Eltern-abend			
18:00			● Mama: 18 Uhr Sport ■ Papa: Wohnung saugen				
19:00							● ■ Mama + Papa: Date Night
20:00							
Tages-Menü	Spaghetti + Tomaten-sauce	Reispfanne mit Gemüse	Spinat und Kartoffeln	Erbsen-eintopf	Pizzatag	Lieblings-restaurant	Grillen

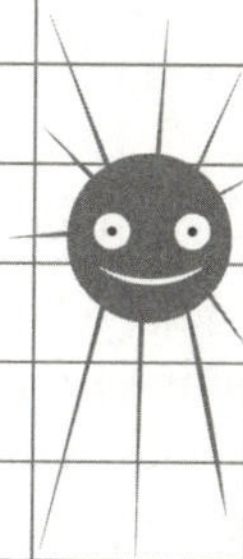

Plane realistisch

- ☐ **Plane genug Zeit ein:** Bedenke für die Wahrnehmung von Terminen die Wegzeiten und berechne die Zeit, die du von A nach B brauchst, in Minuten.

- ☐ **Übernimm dich nicht!** Mach folgendes Experiment: Nimm ein normales Wasserglas und überlege dir, was in das Glas hineinpasst, z. B. zwei mittelgroße Steine oder ein ganz großer Stein und dann noch einige wenige kleine Steine und dann nur noch Sand. Übertrage das auf deinen Tag: Erledige immer zuerst die großen Aufgaben (»die großen Steine«), die kleinen Aufgaben danach und zwischendurch das Alltägliche (»Sand«).

- ☐ **Bedenke auch die nächsten Tage und Wochenenden:** Du brauchst zwischendurch Pausen. Verplane nicht jeden Tag bis in die Abendstunden oder jedes Wochenende mit Besuch. Sondern: ein Tag Aktivität, ein Tag Pause. Ein Wochenende Besuch oder Wegfahren, das andere frei. Puffer!

- ☐ **Gleichförmigkeit erleichtert das Leben:** Ein immer wiederkehrender Tagesrhythmus erleichtert es deiner Chronobiologie, den Organismus und auch die Stimmung auf Trab zu halten, und spart Zeit, Gedanken und Energien. Steh annähernd immer zur gleichen Zeit auf (am Wochenende + 1 Stunde). Stelle jeden oder jeden zweiten Abend die Spülmaschine an, damit du dich morgens nicht schon ärgerst, wenn deine Lieblingstasse dreckig ist.

- ☐ **Schaffe bei wiederkehrenden Terminen möglichst viel Regelmäßigkeit:** Immer den gleichen Termin für die Therapie, das Joggen, den Termin mit dir zur Organisation der Woche (z. B. Sonntagabend).

- ☐ **Führe einen Hormonkalender:** Dann bist du weniger von deinen Schwankungen in Bezug auf Stimmung und Aktivität überrascht.

Lifehacks zur Ordnung

Diese drei Strategien halten wir zur Einhaltung von Ordnung für besonders wichtig und geben sie dir mit auf den Weg:

+ Routinen, Rituale und Gleichförmigkeit installieren
+ stetig, aber mäßig
+ nicht aufgeben!

Wichtige Alltagsgegenstände wie Schlüssel oder Geldbörse gehören immer an denselben Ort. Leg die Sachen stets dort ab. Sonst verbringst du viel Zeit damit, sie zu suchen. Schaffe solche Ablagesysteme (Korb, Schublade etc.) auch für deine Kinder an. Trainiere dich und deine Kinder darin, die Dinge wirklich auch immer wieder dort abzulegen und zu überprüfen, ob sie vollständig sind. Hier helfen vielen Kindern Erinnerungshilfen, z. B. in Form eines kleinen Aufklebers im Federmäppchen, der danach fragt, ob Stifte, Radiergummi und Kleber an ihrem Platz sind. Du kannst dir auch ein Ortungsgerät zulegen, das dir zuverlässig mitteilt, wo dein gesuchter Gegenstand sich befindet.

Noch ein Lifehack zum Thema Ordnung: Putze lieber jeden Tag ein Zimmer als vier Stunden am Wochenende. Fang klein an:

jeden Tag eine Schublade aufräumen. Und nimm dir in der Woche einmal vor, eine überschaubare Zeiteinheit darauf zu verwenden, Ordnung zu schaffen, z. B. 30 Minuten mit der Durchsicht der Rechnungen zu verbringen. Nicht mehr. Und das Wichtigste: Gib nicht auf! Ordnung zu etablieren ist für Frauen mit AD(H)S ein Marathon – kein Sprint.

Beuge dem Chaos vor

- ☐ **Ordnungssysteme:** Schaff dir Mappen oder Schuhkartons für Wichtiges an. Wirf zum Beispiel alle Belege, die du später für die Steuer brauchst, in einen Schuhkarton und sammle sie dort. Schaffe dir Mappen an, in denen du Rechnungen, Unterlagen der Kinder etc. sammelst. Auch wenn du es nicht täglich schaffst, alles zu sichten, weißt du zumindest zum Zeitpunkt X, an dem du die Unterlagen brauchst, wo du alle (unsortiert, aber zumindest gebündelt) vorfindest.

- ☐ **Drei-Minuten-Regel:** Erledige alle Dinge, die drei Minuten oder kürzer brauchen, sofort. Sortiere Rechnungen und Unterlagen umgehend in deine Ordnungsmappen und Schuhkartons ein.

- ☐ **Tauschhandel:** Für einen neuen Pulli, den du in den Schrank räumst, sortierst du einen alten aus.

- ☐ **Zwischendurch-Strategie für Lästiges:** Kleinere, lästige Dinge lassen sich zwischendurch erledigen, wenn du sowieso wartest – auf die Bahn, auf den

Mann, der noch im Bad braucht, auf das Kind, das noch das Hörspiel zu Ende hören muss, auf die Kartoffeln, die 30 Minuten kochen. Aber Achtung: Stell dir die Uhr – sonst sind die Kartoffeln ungenießbar.

Lifehacks zu Entscheidungen

Entscheidungen zu treffen, Prioritäten zu setzen, sich nicht vom Durcheinander der eigenen Gedanken ablenken zu lassen, nicht vom Hölzchen aufs Stöckchen zu kommen – das ist für Frauen und Mädchen mit AD(H)S herausfordernd.

Übung
Pro-und-contra-Liste

Überlege dir ein Szenario, in dem du eine Entscheidung treffen musst. Nimm dir ein Blatt Papier und schreibe in die Pro-Spalte alle Vorteile oder was für die Sache spricht, und in die Contra-Spalte alle Nachteile oder was dagegen spricht. Lass die Liste mindestens eine Nacht liegen und schaue dann erneut auf sie. Es werden nicht alle Argumente gleichwertig sein. Welche sind dir am wichtigsten? Markiere sie farbig.

Übung
Such dir einen inneren Coach!

Wenn du mit einer Entscheidung nicht weiterkommst, denke an eine Person, die du schätzt und von der du annimmst, dass sie ähnliche Werte und Vorstellungen vertritt wie du. Überlege in Gedanken, was sie dir in deiner Situation raten, was sie dir mit auf den Weg geben würde.

Für die Entscheidung bezüglich der Priorisierung von Tätigkeiten kann man zwischen dringenden und wichtigen Sachen unterscheiden und diese in Zeilen und Spalten untereinander auflisten – nach dem Eisenhower-Prinzip,[4] benannt nach einem ehemaligen US-Präsidenten. Um Aufgaben zu sortieren und zu priorisieren, gilt es also, pro Aufgabe zwei Fragen zu beantworten: 1) Wie wichtig ist diese Aufgabe? 2) Wie dringend ist die Aufgabe? Die folgende Tabelle veranschaulicht dieses Prinzip:

	dringend	**nicht dringend**
wichtig	A-AUFGABEN *Sofort selbst erledigen*	B-AUFGABEN *Terminieren und selbst erledigen*
nicht wichtig	C-AUFGABEN *Wenn möglich, an Mitarbeiter delegieren*	D-AUFGABEN *In den Papierkorb*

Es ist also relativ einfach: Wichtige Aufgaben haben unmittelbar einen Bezug zu definierten Zielen. Dringende Aufgaben dulden keinen Aufschub, sie sind idealerweise sofort zu erledigen. Daraus folgt: Wichtige und dringende Aufgaben möglichst schnell erledigen. Wenn dein Kind sich verletzt hat, musst du alles stehen und liegen lassen und zu ihm gehen. Dringende, aber nicht wichtige Aufgaben: automatisieren. Das bedeutet, dass du Aufgaben wie nebenbei erledigen kannst, z. B. Wäsche waschen, Spülmaschine ausräumen. Wichtige, aber nicht dringende Aufgaben: planen und Termine vereinbaren, z. B. beim Arzt. Aufgaben, die nicht wichtig und nicht dringend sind, kannst du eigentlich vergessen und einfach sein lassen, z. B. Bügeln.

Arm 7
Übe Achtsamkeit

Übung
Achtsames Eisessen für Kleine und Große

Schau dir an, wie bunt die Kugeln sind. Spürst du schon, wie dir das Wasser im Mund zusammenläuft? Schließe deine Augen. Kannst du das Eis riechen? Schlecke mit der Zunge über die Eiskugel. Wie fühlt sie sich an? Ist sie kalt? Cremig? Oder rau? Achte darauf, was in deinem Mund geschieht. Achte genau auf den Geschmack. Lass dir Zeit! Achte darauf, wie sich der Geschmack verändert. Achte darauf, ob du den Drang zu schlucken bemerkst, und spüre es. Lecke, wenn du dazu bereit bist, noch einmal am Eis. Sei dabei neugierig! Bevor du die Augen wieder öffnest, achte auf deine Gefühle, Gedanken und darauf, wie sich dein Körper in diesem Moment anfühlt.

»Was soll das bringen?«, fragst du dich vielleicht. Wenn du anfangen willst, mit deinen Gefühlen besser klarzukommen, mehr nach deinen Wünschen und Bedürfnissen zu leben, ist der erste Schritt, diese möglichst im Hier und Jetzt mitzubekommen. Durch Achtsamkeit soll die Wahrnehmung von Gefühlen und damit dein Verständnis für dich selbst gestärkt werden.

Vielfach sind wir im Autopilotmodus und mehr mit der Vergangenheit oder der Zukunft beschäftigt oder machen mehrere Dinge gleichzeitig. Das hat seinen Nutzen: Wir lernen aus der Vergangenheit, planen für die Zukunft und schaffen einiges durch das Nebeneinanderher weg. Aber wir bezahlen auch einen Preis: Wir verpassen den Augenblick, das Hier und Jetzt.

Wenn wir eine Situation konzentriert und genau wahrnehmen, so wie sie im Augenblick erscheint, wird deutlich, was wir als Nächstes tun müssen. Ein Schritt nach dem anderen. Wenn wir Gefühle erleben – auch heftige, starke, aufwühlende, beängstigende – und es schaffen, diese mit Achtsamkeit wahrzunehmen und nicht zu bewerten (»Das darf nicht sein!«), sondern sie anzunehmen, dann können wir sie ziehen lassen. Wir verstricken uns nicht, verzichten darauf, gegen sie anzukämpfen, und lassen sie als unangenehme Gefühle und Gedanken wieder los. So kann Achtsamkeit helfen, mit starken Gefühlen umzugehen und Verstand und Gefühl in Einklang zu bringen.

Da wir immer unzähligen Reizen ausgesetzt sind, ist es notwendig, am Tag mehrfach innezuhalten und wahrzunehmen, was gerade los ist. Am besten wie Vokabeln: stetig, aber mäßig. Jeden Tag ein paar Minuten. Im Übrigen gibt es unzählige Apps (*7mind*, *Headspace*, *Mindfulness Time* etc.), die man sich herunterladen kann und vielleicht übernimmt deine Krankenkasse sogar die Kosten für den einen oder anderen Achtsamkeitskurs.

Probiere dich aus, denn Achtsamkeit kann jede lernen. Und das Tolle ist: Du kannst üben, während du wartest, spazieren gehst, lästige Haushaltsdinge erledigst – jederzeit. Genau so, wie du in der vorherigen Übung achtsam Eis gegessen hast, kannst du alle denkbaren Aktivitäten aus deinem Alltag für Achtsamkeitsübungen nutzen. Hier ein paar Ideen:

Übung
Achtsamkeit im Alltag

+ den Atem wahrnehmen
+ den ersten Gedanken wahrnehmen
+ Gerüche wahrnehmen (von einer Blume, beim Fahrradfahren, beim Kochen, in einem Laden)
+ Geschmack wahrnehmen (Erdbeeren konzentriert essen und im Mund zergehen lassen oder Kräuter)
+ hören (Musikinstrumente in einem Musikstück, Vogelgezwitscher)
+ Wie sitze ich gerade?
+ Bilder beschreiben oder Pflanzen oder die Kleidung eines anderen Menschen
+ Geschirr spülen
+ Zähne putzen
+ jonglieren
+ Gitarre spielen

Und wie schaffst du es, regelmäßig zu üben? Du kannst dir den Handywecker stellen und immer dann, wenn er läutet, eine Übung machen. Oder du planst das Üben zu feststehenden Zeiten ein – wie das Zähneputzen. Unmittelbar nach dem Aufstehen, an der Bushaltestelle oder wenn du nach Hause kommst.

Entwirre dein Wirrwarr im Kopf

Wie gelingt es dir, fokussiert zu sein? Wie kannst du dir Scheuklappen aufsetzen und alles andere ausblenden? Wie schaffst du es, dich nicht immer wieder in (Angst-)Gedanken zu verstricken? Du kannst dir tatsächlich Scheuklappen vorstellen und versuchen, dir einen »künstlichen« Tunnelblick zu verschaffen. Immer wenn du merkst, dass du abschweifst, kommst du zurück zum Thema. Das kannst du unterstützen, indem du dir das Thema in großen Buchstaben auf einen Zettel schreibst. Du kannst das Fokussieren deiner Aufmerksamkeit damit unterstützen, dass du dir die Dinge laut vorsagst, aufschreibst oder aufmalst – und dann immer wieder überprüfst, ob und inwiefern du noch beim Thema bist.

Übung
Die Busfahrerinnen-Übung
(in Anlehnung an die Akzeptanz- und Commitment-Therapie[5]):

Stell dir folgende Szene vor: Du bist Busfahrerin und beförderst täglich viele Menschen von A nach B – unter ihnen befinden sich angenehme und unangenehme Personen. Die angenehmen sind still und du kannst dich auf deine Route konzentrieren. Die unangenehmen reden dazwischen, möchten eine andere Route fahren und lenken dich ab. Rauswerfen ist zwecklos. Was machst du? Lässt du dich irritieren, dich ablenken und verzögerst du die Fahrt, riskierst, dass du ganz woanders ankommst? Verlierst du am Ende noch deinen Job? Alternative: Du nimmst die ungeliebten Passagiere einfach mit. Du nimmst sie und ihre Ablenkungsmanöver zur Kenntnis, bleibst aber bei deiner Route und fokussierst dich auf dein Fahrtziel.

Gedanken sind »Geschenke« unseres Gehirns. Du musst sie nicht alle annehmen. Du selbst kannst entscheiden, welchen Gedanken du ziehen lässt und an welchen du dich festbeißt. Mit der Zeit findest du heraus, was dich immer wieder aus dem Konzept bringt und was in dir Verzweiflung, Hoffnungslosigkeit, Wut und Trauer auslöst.

Übung

Deine 3 treuesten Grübelgedanken

Schreibe sie hier auf und mach schnell das Buch zu! Nein, das war nur ein Scherz. Sei dir ihrer bewusst und übe, sie schnell zu erkennen und ziehen zu lassen.

1.

2.

3.

Tipps bei kurzer Zündschnur

Eine kurze Zündschnur verursacht im Leben von Frauen und Mädchen mit AD(H)S viele Kollateralschäden: Beziehungsabbrüche und Kündigungen, Arbeitsstellenwechsel und viele, viele unangenehme Situationen. Zwischen deinem Denken und deinem Handeln musst du einen Puffer einbauen und dieser Puffer heißt: Zeit. Sobald du merkst, dass du dich sehr aufregst und dein Drehzahlmesser hoch ausschlägt – und um das wahrzunehmen, brauchst du wiederum die Achtsamkeit –, versuch Folgendes und leite auch deine Kinder dazu an:

+ Geh aus dem Raum.
+ Atme tief ein und aus. Konzentriere dich beim Atmen auf deine Atmung. Atme ein und zähle beim Ausatmen bis sieben.

+ Beschäftige deinen Kopf: Ziehe von 100 immer drei ab, erzähle dir einen Witz, jongliere mit drei Bällen, blase einen Luftballon auf.

Du kannst dir vorstellen, dass das nicht so einfach ist, weil dein Kopf schreit, dass er etwas ganz anderes tun will. Und zwar JETZT. Manchmal wird es dir nicht gelingen, deine Zündschnur zu verlängern. Doch einen Versuch ist es immer wert. Werde nicht müde, es wieder zu probieren!

Arm 8
Bleib dran

Um Veränderungen der AD(H)S-bedingten Schwierigkeiten einzuleiten, neue Techniken im Umgang damit auszutesten und neuen Raum zu schaffen, braucht es Zeit und Geduld. Und es braucht Toleranz für das immer wieder auftretende Nichtgelingen, die Erlaubnis zum Scheitern von Bemühungen, zum Nichterreichen von Zielen, Toleranz für die Unvollkommenheit der Versuche und die Fähigkeit, es trotzdem immer und immer wieder zu versuchen, sich eine neue Chance zu geben. Dieses geduldige Dranbleiben ist eine Grundvoraussetzung für Veränderung und eine gute Möglichkeit, die hinderlichen, unerbittlichen Selbstbewertungen freundlich zu überlisten. Und dieses freundliche Dranbleiben kann man beim Jonglieren üben.

Übung
Lerne zu jonglieren!

Schau dir ein Youtube-Video an oder lass es dir von jemandem zeigen, der es kann. Versuch es immer und immer wieder, übe jeden Tag ein bisschen …

Und warum gerade jonglieren? Die meisten Menschen denken, dass es ihnen niemals gelingen wird, jonglieren zu lernen. Und die, die dranbleiben und ihre Ungeduld besiegen, sind überrascht, dass es doch geht. Für Frauen und Mädchen mit AD(H)S, deren innere Unruhe durch den regelmäßigen Rhythmus der Bälle eine Form bekommt, ist dieser Prozess oft belohnend. Denn kleine Erfolge stellen sich bald ein. Aber es ist auch frustrierend, denn ständig fällt ein Ball hinunter, und eigentlich geht das mit dem Lernen nicht schnell genug. Beim Üben geht es genau darum: um das Erlernen von Routine, um das Immer-wieder-von-Neuem-Beginnen. Und dabei muss die Konzentration ganz auf die Bälle und die Würfe gerichtet sein, denn sonst fallen sie hinunter. Ganz nebenbei werden so Achtsamkeit, Konzentration, Koordination, Rhythmus, Frustrationstoleranz, Umgang mit Ungeduld und negativen Grundüberzeugungen geübt.

Um trotz aller Widrigkeiten weiter dranzubleiben, kann dir dieses Kapitel vielleicht eine Begleitung und Unterstützung sein: Es wird nicht ausreichen, es einmal gelesen zu haben. Schau immer wieder hinein, um dich zu motivieren, dir Anregungen zu holen, dich an die Tipps zu erinnern und dich zu reflektieren. Bleib neugierig, dich und deine Besonderheiten kennenzulernen!

Kapitel 9
AD(H)S-Therapie bei Frauen und Mädchen

Wenn du zu denjenigen gehörst, die schon alles versucht haben und innerlich in dem Gefühl gefangen sind, dass ja doch nichts klappen wird, weil noch nie irgendetwas dauerhaft gelungen ist, könnte es sinnvoll sein, professionelle Unterstützung in Anspruch zu nehmen. Aber willst du überhaupt Coaching oder Therapie? Und wenn ja, warum und wozu?

Die Freiheit, das eigene Chaos zu wählen

Du hast in den vorherigen Kapiteln einiges über AD(H)S gelesen und dich vielleicht in manchem wiedererkannt und schon voller Tatendrang begonnen, einige der Tipps und Tricks in dein Leben zu integrieren. Vielleicht hast du verstanden, dass das alltägliche Chaos ein Resultat deiner AD(H)S ist. Vielleicht hast du angefangen, dein Lebenskonzept, das sich manches Mal aus Begeisterung, Versagen, Scheitern, Wiederaufstehen, Neuentwerfen und Weitermachen zusammensetzt, zu überdenken. Und vielleicht denkst du darüber nach, wie ein geordnetes Leben mit weniger Chaos aussehen könnte und ob das gar nicht für immer ein Traum bleiben muss. Das Chaos unter Kontrolle zu bringen, das wäre schön. Und wenn du nicht zufällig Rockstar oder eine gefeierte Küchenchefin bist und ein außerordentlich kurzweiliges Leben führst, schleicht sich vielleicht doch manchmal die Frage ein, ob professionelle Unterstützung für dich sinnvoll sein könnte.

Dieses Kapitel bietet dir eine Übersicht über die Möglichkeiten der Behandlung und des Umgangs mit AD(H)S. Dabei werden auch therapeutische Ansätze vorgestellt. Das Fernziel solcher therapeutischen Bemühungen ist es, Frauen und Mädchen mit AD(H)S dabei zu helfen, in die Lage zu kommen, den eigenen Grad von Chaos selbst wählen zu können. Für manche Frauen sind Veränderungen des Lebensstils wichtig. Für andere sind medikamentöse Therapieansätze hilfreich. Und wieder andere möchten psychotherapeutische Unterstützung in Anspruch nehmen.

Brauchst du professionelle Unterstützung?

Oft gibt es innere Widerstände gegen den Schritt, professionelle Hilfe anzunehmen, die sich bei manchen auch über größere Zeiträume hartnäckig halten. Sätze wie »Dafür habe ich keine Zeit!«, »Wie soll ich denn das auch noch unterbringen?« und »Noch ein Termin!« sind beispielsweise beliebte Vermeidungsstrategien.

Auch andere innere Prozesse wie z. B. »Ich bin doch kein ›Psycho‹!« und Ähnliches können eine Rolle spielen. Manche haben Sorge, als schwach zu gelten, wenn sie sich Hilfe suchen. Durch die wechselhafte – und somit nicht durchgehend gleichermaßen belastende – Symptomatik haben viele Frauen und Mädchen mit AD(H)S das Gefühl, die Hilfe eigentlich nicht nötig zu haben bzw. anderen Menschen einen »Therapieplatz wegzunehmen«. Andere fürchten, als »verrückt« abgestempelt zu werden, wenn sie sich an Professionelle wenden. Sie haben die Vorstellung, dass man nur dann Hilfe in Anspruch nehmen darf, wenn man es gar nicht mehr aus dem Bett schafft.

Abwertungen von AD(H)S als Ausrede, »Modeerkrankung« oder »Erfindung der Pharmaindustrie« sind ebenfalls nicht gerade hilfreich beim Schritt in das Hilfesystem. Viele haben kein Gefühl dafür, dass ihre Probleme nicht selbstverursacht sind, sondern gehen davon aus, dass sie sich nur mehr anstrengen müssten oder doch die Fähigkeit haben müssten, sich selbst an den Haaren aus dem Sumpf zu ziehen.

Andere springen hingegen begeistert auf neue Behandlungsansätze an. Sie probieren alles Mögliche kurzfristig aus, jedoch ohne dabei dauerhafte Veränderungen von problematischen und stressreichen Verhaltensweisen zu erreichen.

Wir möchten dich an dieser Stelle dazu ermutigen, dir professionelle Unterstützung zu suchen und dranzubleiben. Wenn du offen mit deinen Schwierigkeiten umgehst, wirst du merken, dass du damit nicht allein bist. Und das ist in der Regel sehr entlastend. Außerdem werden sich neue Perspektiven auf deine Probleme ergeben und die Selbststigmatisierung kann abnehmen, wenn du klarer siehst, was alles in deinem Leben durch angeborene Eigenschaften, für die du nichts kannst, mitbedingt ist. Ob du die Strategien, die dir von professioneller Seite angeboten werden, dann für dich nutzen möchtest, kannst du am Ende selbst entscheiden. Meist resultieren aus Coachings und Therapien, für die eine innere Bereitschaft zur Veränderung und Offenheit bestand, kleine individuelle Neuerungen. Viele Betroffene profitieren von der Einordnung und Information über ihre AD(H)S und können neue Verhaltensweisen erlernen, die ihr Leben erleichtern.

Eine leitliniengerechte Behandlung

Die aktuell gültige Leitlinie zur Diagnostik und Behandlung der »ADHS bei Kindern, Jugendlichen und Erwachsenen« (AWMF Leitlinie 2018 Registernummer 028 – 045) von 2018 empfiehlt zur Behandlung der AD(H)S im Kindes-, Jugend- und Erwachsenenalter einen »umfassenden Behandlungsplan, in dem psychosoziale (einschließlich psychotherapeutische) und pharmakologische sowie ergänzende Interventionen kombiniert werden können«. In anderen Worten: Psychotherapie, Medikamente und weitere Therapieformen werden empfohlen. Voraussetzung für jede Behandlung ist die sogenannte Psychoedukation.

Grundsätzlich soll jeder Betroffenen also als Voraussetzung für die Wahl einer Behandlung eine umfassende Psychoedukation angeboten werden. Das bedeutet, dass diejenigen, die von AD(H)S betroffen sind – und ihre Angehörigen und Bezugspersonen –, darüber ausführlich informiert werden: über die Symptome und Ursachen, die Schwierigkeiten, die mit der AD(H)S einhergehen, aber auch über die Stärken und Ressourcen der Betroffenen. Eine Psychoedukation informiert also in etwa so, wie du mit dem Lesen dieses Buches informiert wirst.

Die Betroffenen sollen auf diese Weise von Expertinnen und Spezialisten so gut über ihre Problematik informiert werden, dass sie selbst zu Expertinnen und Spezialistinnen werden. Es geht zunächst darum, eine Vorstellung von den eigenen AD(H)S-bedingten Problemen im individuellen Lebenskontext und im Zusammenspiel mit den wichtigen Bezugspersonen zu entwickeln. Ziel ist es dabei, die Vorteile, die durch die AD(H)S-Symptomatik entstehen, und die individuellen Stärken, die mit AD(H)S verbunden sind, zu verstehen und zu erkennen. Auch den Einfluss der AD(H)S auf die eigene Lebensgeschichte nachzuvollziehen – Welche Überzeugungen über meine eigenen Stärken und Schwächen habe ich? – kann eine Zielsetzung sein, wobei das schon den Übergang zu einer psychotherapeutischen Behandlung markiert.

Außerdem soll im Zuge der Psychoedukation geklärt werden, warum sich die Betroffene zum jeweiligen Zeitpunkt für die Diagnostik entschieden hat, was sie sich für eine Behandlung wünscht und was sie sich von einer Behandlung verspricht. Gemeinsam mit den Behandelnden wird dann entschieden, welche Therapieform infrage kommt, die die Wünsche der Betroffenen und die Möglichkeiten der Behandlung realistisch berücksichtigt.

Grundsätzlich sind Fachärztinnen für Psychiatrie und Psychotherapie, Fachärztinnen für Neurologie, Fachärztinnen für psychosomatische Medizin ebenso wie Psychologische Psychotherapeutinnen von den offiziellen Leitlinien als Expertinnen für die Diagnose und Behandlung von AD(H)S benannt. Im Kinder- und Jugendbereich sind entsprechend Fachärztinnen für Kinder- und Jugendpsychiatrie und Psychotherapie sowie Kinder- und Jugendlichenpsychotherapeutinnen Ansprechpartnerinnen für Diagnose und Behandlung. Allerdings ist der Ausbildungsstand zur AD(H)S im Erwachsenenalter in Deutschland immer noch lückenhaft. Daher werden an manchen Orten AD(H)S-Spezialsprechstunden angeboten (mehr dazu am Ende des Buches).

Entscheidend für die Behandlungsplanung: Schweregrad der AD(H)S

Im Hinblick auf die Behandlungsempfehlungen werden drei Schweregrade unterschieden: AD(H)S von leichtem Schweregrad, AD(H)S von mittlerem Schweregrad und AD(H)S von schwerem Schweregrad.

Eine leichte AD(H)S liegt vor, wenn nur wenige Symptome zusätzlich zu den für die Diagnosestellung erforderlichen und eine geringfügige Beeinträchtigung des Funktionsniveaus vorliegen. Eine mittlere AD(H)S liegt vor, wenn bei geringer Symptomausprägung eine deutliche Beeinträchtigung im sozialen oder beruflichen Funktionsbereich vorliegt oder wenn bei deutlicher Symptomausprägung nur eine geringfügige Funktionsbeeinträchtigung feststellbar ist. Und eine schwere AD(H)S liegt vor, wenn eine ausgeprägte Symptomatik und eine starke Beeinträchtigung in allen Funktionsbereichen vorliegen. Bei einer leichten AD(H)S soll primär psychosozial behandelt werden, ab einem mittleren Schweregrad soll zudem eine medikamentöse Behandlung angeboten werden.

Bei Kindern hängt die Entscheidung über die Behandlungsplanung vom Alter ab. Bei Kindern unter drei Jahren sollte keine AD(H)S-Diagnose gestellt werden. Auch bei Kindern im Vorschulalter kann die Diagnose oft nur bei sehr starker Ausprägung der Symptomatik gestellt werden. Bei Kindern unter sechs Jahren sollten zunächst psychosoziale Maßnahmen zum Einsatz kommen, z. B. Elterntrainings oder therapeutische Interventionen in der Schule oder Kita. Ist das Kind älter als sechs Jahre, hängt die Entscheidung über den Behandlungsweg wie im Erwachsenenalter vom Schweregrad der AD(H)S ab. Bei schwer ausgeprägter Symptomatik sollte eine medikamentöse Behandlung angeboten werden. Je nach Wirksamkeit sollte sie durch psychosoziale Maßnahmen ergänzt werden.

Medikamentöse Behandlung

Die Wirksamkeit von Medikamenten bei der Behandlung von AD(H)S-Symptomen ist schon seit den 1940er-Jahren bekannt. Lange Zeit waren sie nur für Kinder und Jugendliche zugelassen. Im Jahr 2011 ist das erste Präparat für Erwachsene mit AD(H)S zugelassen worden.

Medikamentöse Behandlungen zielen auf das Transmittersystem im Gehirn ab und führen in der Regel zu einer vermehrten Bereitstellung von Dopamin und Noradrenalin, womit wir uns schon im ersten Kapitel befasst haben. Für die Behandlung von AD(H)S im Kindesalter sind sogenannte Stimulanzien (Methylphenidat, Amphetamin und Lisdexamphetamin), Atomoxetin und Guanfacin zugelassen. Für die Behandlung im Erwachsenenalter sind Stimulanzien (Methylphenidat und Lisdexamphetamin) und Atomoxetin zugelassen.

Stimulanzien sind in der Regel die erste Wahl bei der Behandlung von AD(H)S – es sei denn es gibt gute Gründe, die dagegensprechen. Sie gelten als sehr wirksam und gut verträglich. Die Substanzen sind für Erwachsene nur in verzögert freigesetzten Formulierungen zugelassen. Das bedeutet, dass die Wirkung der Tabletten erst mit einer zeitlichen Verzögerung eintritt, im Gegensatz zu Präparaten, die sofort wirken und im Kindesalter zur Behandlung von AD(H)S zugelassen sind.

Stimulanzien werden langsam aufdosiert. Die Wirkung muss individuell und am besten therapeutisch engmaschig begleitet, beurteilt und evaluiert werden. Manche Betroffene spüren die Wirkung selbst nicht, aber ihr Umfeld meldet Verhaltensänderungen zurück, z. B. Familienmitglieder, Lehrkräfte oder Vorgesetzte. Andere spüren die Wirkung sehr deutlich. Sie bemerken, dass ihre Kernsymptome sich abschwächen, dass sie weniger unruhig und impulsiv sind, besser still sitzen und zuhören können, sich besser fokussieren und konzentrieren können und weniger abschweifen.

Manchmal wird das Abnehmen der chaotischen Gedankenflut als große Beruhigung wahrgenommen. Manchmal beschreiben Betroffene, sie hätten plötzlich das Gefühl, endlich klar wahrzunehmen, was passiert: Der Schleier sei weg. Manchmal wird die Verlangsamung der Gedanken aber auch als »Ausgebremstsein« empfunden und es braucht Zeit, um die richtige Dosierung zu finden und sich auf die Veränderungen einzustellen. Für diese Umstellungsprozesse braucht es – wie für das Etablieren neuer Verhaltensweisen und Routinen – viel Zeit und Geduld. Die Veränderungen sollten in Ruhe wahrgenommen werden, um erwünschte und unerwünschte Wirkungen auszumachen.

Die Wirkung von Atomoxetin tritt langsamer als die von Stimulanzien ein und muss über einen längeren Zeitraum ausgewertet werden. Atomoxetin wirkt vor allem auf das Noradrenalin im Gehirn. Oft ist die Wirkung von Atomoxetin für die Betroffenen deutlich weniger spürbar als diejenige von Stimulanzien. Guanfacin, das nur für die Behandlung von Kindern und Jugendlichen zugelassen ist, kommt zum Einsatz, wenn Stimulanzien nicht infrage kommen, unverträglich sind oder sich als unwirksam erwiesen haben.

Unerwünschte Wirkungen der genannten Medikamente sind meist milde und oft nicht spürbar, wie z. B. ein minimaler Anstieg von Blutdruck und Puls. Es können aber auch unangenehme Wirkungen auftreten, wie z. B. eine Appetitminderung, Kopfschmerzen oder Schlafstörungen. Verordnet werden die Medikamente in der Regel von Fach-, in Ausnahmefällen oder überbrückend aber auch von Hausärztinnen. Stimulanzien unterliegen dem Betäubungsmittelgesetz, was zur Folge hat, dass nur angemessene Mengen verordnet werden können. Rezepte müssen innerhalb einer Woche eingelöst werden. Für die Mitnahme solcher Medikamente muss etwa bei Urlaubsreisen eine Bescheinigung mitgeführt werden. Für Atomoxetin gilt das nicht.

Die am besten nachgewiesene und dauerhafteste Wirkung haben Stimulanzien in der Regel auf die Unaufmerksamkeit. Die Wirkung auf Hyperaktivität und Impulsivität scheint etwas individueller und weniger sicher nachweisbar. Keine direkte Auswirkung hat die medikamentöse Behandlung auf erlernte Verhaltensweisen, wie beispielsweise das Aufschieben oder Vermeiden von Herausforderungen sowie auf die negativen Selbstzuschreibungen der Betroffenen.

AD(H)S-Medikation bei Frauen

Bislang gibt es nur sehr wenige Veröffentlichungen zu einer frauenspezifischen medikamentösen Behandlung von AD(H)S. In der klinischen Erfahrung zeigt sich, dass für Frauen niedrigere Dosierungen von Stimulanzien ausreichen – im Vergleich mit Mädchen, Jungen und Männern. Das passt zu Forschungsbefunden, insbesondere aus der Kardiologie, die belegen, dass Frauen ein deutlich höheres Risiko für Medikamentennebenwirkungen haben. Das liegt an hormonellen, immunologischen und Stoffwechselunterschieden.
Frauen und Mädchen werden insgesamt seltener mit AD(H)S-spezifischen Medikamenten behandelt als Jungen und Männer. Und es wird bei ihnen später mit einer AD(H)S-spezifischen Behandlung begonnen als bei Jungen und Männern. Die wenigen Studien, die es zu dem Thema gibt, zeigen eine etwas geringere Wirksamkeit von Stimulanzien und eine etwas größere Wirksamkeit von Atomoxetin bei Frauen im Vergleich zu Männern mit AD(H)S.[1,2]

Psychosoziale Therapieformen

Psychosoziale Maßnahmen, zu denen auch Psychotherapien zählen, haben das Ziel, durch Aufklärung und Einordnung zur Akzeptanz der eigenen AD(H)S-bedingten Besonderheiten oder der eines Familienmitglieds beizutragen. Es geht dabei wesentlich darum, dass Umfeld der Betroffenen miteinzubeziehen. Das legt den Grundstein dafür, dass Verhaltensweisen verändert und Alltagsaufgaben leichter bewältigt werden können. Es ist also wichtig, dass du erst einmal klar erkennst, was an deinem Verhalten oder am Verhalten deines Kindes AD(H)S-bedingt ist, um dafür passende Strategien zu finden. Bei dieser Detailarbeit können auch Coachings, Sozialberatungen, Schuldenberatungen, Selbsthilfegruppen und andere Anlaufstellen nützlich sein.

Beratung und Selbsthilfe

Es gibt eine ganze Reihe regionaler Selbsthilfegruppen, die über regionale Selbsthilfebüros gefunden werden können. Die Nationale Kontakt- und Informationsstelle zur Anregung und Unterstützung von Selbsthilfegruppen (NAKOS) ist eine informative Anlaufstelle für alles, was mit Selbsthilfe im Allgemeinen zu tun hat. Bundesweit organisiert ist auch ADHS Deutschland e. V. – Selbsthilfe für Menschen mit ADHS – mit vielen regionalen und spezialisierten Selbsthilfegruppen, Online-Selbsthilfegruppen und übergeordneten Strukturen sowie großen Informationsveranstaltungen und Beratungsangeboten.

Selbsthilfegruppen werden von vielen Betroffenen als sehr gute niederschwellige Anlaufstellen empfunden, um mit ebenfalls Betroffenen in den Austausch zu gehen und Informationen zum Umgang mit AD(H)S-bedingten Besonderheiten von anderen zu erhalten und zu teilen. Vorschläge von anderen Betroffenen sind viel

authentischer, glaubhafter und leichter anzunehmen als diejenigen von Expertinnen. Selbsthilfegruppen sind wertschätzende und unterstützende Strukturen, die Halt geben und neue Erkenntnisse hervorbringen können. Das Selbsthilfesystem ist leichter zugänglich und nicht zuletzt können Selbsthilfegruppen sehr hilfreich beim Oktopus-Arm Nr. 8 sein: Dranbleiben (siehe *Kapitel 8*).
Sehr hilfreich sind außerdem die Informationsplattformen des Zentralen ADHS-Netzes. Kaum zu finden sind allerdings bislang spezielle Angebote für Frauen. Häufiger finden sich Angebote für Mütter mit AD(H)S oder Mütter mit Kindern mit AD(H)S. Die jeweiligen Links und weitere Informationen dazu findest du am Ende des Buches.

Trainings für Eltern, Lehrkräfte und Erzieherinnen

Beratung über angemessenes Erziehungsverhalten und Hilfen zum Umgang mit Kindern, die sehr unruhig, trotzig oder leicht ablenkbar sind, ist ein wichtiger Baustein in der Behandlung. Sie werden oft als Gruppentrainings für Eltern, Lehrkräfte sowie für Erzieherinnen und Erzieher angeboten. Dabei geht es ebenfalls darum, Verständnis für AD(H)S-bedingte Schwierigkeiten bei Kindern zu entwickeln und ungünstige Einstellungen ihnen gegenüber abzubauen. Oft werden dabei typische Konfliktsituationen zwischen Kindern und Eltern näher beleuchtet, um einen günstigeren Umgang miteinander abzuleiten. Trainings für Kinder mit AD(H)S zur Verbesserung ihrer Ausdauer und Selbstkontrolle, zum Aufbau von Routinen oder aktiven Lernstrategien sowie zur Verbesserung ihrer sozialen Kompetenzen werden zum Teil auch angeboten, sind jedoch in der Regel allein nicht ausreichend.

Psychotherapeutische Ansätze

Psychotherapeutische, insbesondere die von den Leitlinien empfohlenen verhaltenstherapeutischen Behandlungen – nur zu ihnen gibt es wissenschaftliche Studien – haben im Gegensatz zu rein psychoedukativen Ansätzen die Veränderung problematischer Verhaltensweisen und Einstellungen zum Ziel. Dazu ist es notwendig, zu definieren, welche Verhaltensweisen und Eigenschaften einer Frau auf ihre AD(H)S zurückzuführen sind. Bislang hattest du mit der Überzeugung gelebt, dass du einfach ständig »dusselig und verpeilt« bist. Im Zuge der Psychoedukation könntest du zu der Überzeugung gelangen, dass du aufgrund der AD(H)S manches nicht so klar mitbekommst und daher zuweilen desorganisiert wirkst und zu Irrtümern neigst. Oft entwickelt sich daraus auch ein neues Verständnis für die eigene »Lerngeschichte«.

Psychotherapie – an wen soll ich mich wenden?

Psychotherapie ist ein gezieltes Vorgehen, dessen Wirksamkeit wissenschaftlich belegt ist und bei bestimmten Diagnosen eingesetzt wird, um eine Linderung der Beschwerden und eine Verbesserung der Lebensqualität zu erreichen. In Deutschland sind folgende Verfahren zugelassen und die Kosten werden von den Krankenkassen getragen: Verhaltenstherapie, tiefenpsychologische Therapie, analytische Psychotherapie und systemische Therapie. Welches der verschiedenen Verfahren infrage kommt, hängt nicht nur von der Diagnose ab, sondern auch von den Vorlieben und persönlichen Zielen der Betroffene, die eine Therapie wünschen.

Angeboten wird Psychotherapie von Psychologischen Psychotherapeutinnen und Ärztlichen Psychotherapeutinnen, jeweils separat für das Kindes- oder Erwachsenenalter. Es kann sinnvoll sein, sich an Empfehlungen von Freunden, der Hausärztin oder AD(H)S Deutschland e. V. zu orientieren. Darüber hinaus können folgende Einrichtungen bei der Suche nach einer geeigneten Psychotherapeutin behilflich sein: psychosoziale Beratungsstellen, Krankenkassen, Landespsychotherapeutenkammern und Ärztekammern der einzelnen Bundesländer, Terminservicestellen der Kassenärztlichen Vereinigungen, Sozialpsychiatrische Dienste.

Für viele Frauen und Mädchen mit AD(H)S sind Freundinnen oder Angehörige die ersten Ansprechpartnerinnen, wenn sie sich mit dem Gedanken tragen, eine Behandlung zu beginnen. Wenn ein solcher Austausch nicht ausreicht, gibt es die Möglichkeit, sich an die Hausärztin oder den Hausarzt zu wenden oder an eine psychosoziale Beratungsstelle – oder direkt an eine psychotherapeutische oder psychiatrische Praxis. Wenn du dir nicht sicher bist, ob deine Probleme behandlungsbedürftig sind, kannst du hier Unterstützung finden.

Die Verhaltenstherapie als Form der Psychotherapie geht davon aus, dass uns erlernte Verhaltensmuster und Überzeugungen erlauben, uns schnell und automatisiert in der Welt zurechtzufinden und unsere Erfahrungen einzuordnen. Gleichzeitig können solche Verhaltensmuster uns das Leben schwer machen, wenn sie einseitig oder unflexibel sind und die Sicht auf Alternativen verhindern. Frauen tragen neben den Beeinträchtigungen durch ihre AD(H)S-Symptome oft beeinträchtigende Verhaltensmuster in sich, die Folge der Auswirkungen ihrer AD(H)S-Symptomatik auf die Lerngeschichte sind. Solche Muster lassen sich verändern. Und genau diese Veränderungen sind Ziel verhaltenstherapeutischer Behandlungen.

Eine Verhaltenstherapie beginnt mit der sogenannten Anamnese. Das bedeutet, dass die Psychotherapeutin sich mit dir zusammen ein Bild von den Problemen und Beschwerden macht und zu verstehen versucht, woher deine Beeinträchtigungen kommen und welche Verhaltensweisen und Überzeugungen zu ihnen beitragen. Dabei ist es oft sinnvoll, dass du selbst beginnst, dein Verhalten zu beobachten und herauszufinden, wo AD(H)S-bedingte Besonderheiten dir das Leben schwermachen. Das nennt man Verhaltensbeobachtung: Zwischen den Therapiestunden beobachtest du dein Verhalten im Alltag. Viele Verhaltenstherapeuten arbeiten dabei mit Hausaufgaben.

Hausaufgaben – ein Wort, das für viele Frauen und Mädchen mit AD(H)S mit üblen Erinnerungen verknüpft ist. Viele haben nie Hausaufgaben gemacht, wissen also gar nicht, wie das geht und haben vielleicht auch kein besonderes Interesse daran, jetzt damit anzufangen. Manche haben jeden Morgen die Hausaufgaben von der Banknachbarin abgeschrieben, was jetzt nicht mehr geht, wenn es um die Beobachtung des eigenen Verhaltens geht. Viele haben Erinnerungen an tobende, wütende Mütter, daran, wie sie auf dem Stuhl juckeln, wild mit den Füßen wippen, wie sie es nach draußen zog, weil dort die Freundinnen warteten. Und an die täglich wiederkehrende Androhung: »Wenn du die Hausaufgaben jetzt nicht zu Ende bringst, darfst du nicht raus zum Spielen!«

Daher ist bereits der Einstieg in verhaltenstherapeutisches Arbeiten meist mit nicht besonders angenehmen Gefühlen verbunden, sondern damit, die Abscheu gegen Hausaufgaben abzuschütteln und Vermeidungstendenzen (»Das schaffe ich ja eh nicht!«) zu überwinden. Am sinnvollsten ist es, all diese Gefühle und inneren Hürden mit der Therapeutin zu besprechen und gemeinsam nach Lösungen zu suchen. Das ist nicht ganz einfach, denn die Scham über deine Unzulänglichkeiten führt oft zu einer Tendenz zum Verstecken und Unter-den-Teppich-Kehren. Wir möchten dich dazu ermutigen, offen zu sein und all das – so unangenehm es auch sein mag – auf den Tisch zu bringen. Und wenn du dann begonnen hast, nach Lösungen Ausschau zu halten und dich auszuprobieren, bist du mittendrin in der Verhaltenstherapie. Und dem Ziel ein Stück näher: Veränderung alter Verhaltens- und Denkmuster in neue, die dir den Umgang mit deinen AD(H)S-Symptomen erleichtern. Wer viel ausprobiert, kann vieles finden! Lasse dich also darauf ein, um gangbare Wege für dich auszuloten.

Achtsamkeit in der Therapie

Achtsamkeit hat ihren Ursprung in asiatischen Weisheitslehren und Meditationstraditionen. In der Verhaltenstherapie findet sie in verschiedenen Methoden Anwendung, um mit psychischen Problemen, die weder allein auf das Verhalten noch allein auf das Denken, sondern auf das Erleben und die Haltung zu den eigenen Beschwerden gerichtet sind, umzugehen. Es gibt zwar viele wissenschaftliche Untersuchungen zu achtsamkeitsbasierten Therapieansätzen bei AD(H)S, breite Anwendung haben diese allerdings bislang noch nicht gefunden. Wir haben viele positive Erfahrungen mit achtsamkeitsbasierten Techniken gemacht und möchten sie dir deswegen ans Herz legen.

Einige Krankenkassen bieten Achtsamkeitskurse oder *Mindfulness Based Stress Reduction* (MBSR) im Rahmen ihrer Gesundheitsprogramme an. Das MBSR-Programm ist ein achtwöchiges Trainingsprogramm zur Stressbewältigung durch Achtsamkeit, welches von Prof. Dr. Jon Kabat-Zinn 1979 an der University of Massachusetts Medical School entwickelt und erforscht wurde. Bei Achtsamkeit geht es darum, Zustände von klarer Konzentration und Wachheit zu trainieren, in denen sich die Wahrnehmung auf den gegenwärtigen Moment ausrichtet, ohne zu bewerten und ohne in Vergangenes oder Zukünftiges abzuschweifen. Vielleicht geht dir jetzt durch den Kopf: »Das gelingt mir doch sowieso nicht!« Doch Übung macht die Meisterin. Es ist nicht weiter schlimm, wenn du zu Anfang immer wieder mit deinen Gedanken abschweifst. Wichtig ist, dass du nach und nach deine Wahrnehmung schärfst und beginnst, wahrzunehmen, wann du abschweifst. Dieses Trainieren hilft Frauen und Mädchen mit AD(H)S, ihre Ablenkbarkeit besser in den Griff zu bekommen, ihre Impulsivität wahrzunehmen, ihre Gedankenaktivität und Gefühle zu beobachten – und zu akzeptieren. Viele Psychotherapeutinnen beziehen Achtsamkeit in ihre Arbeit mit ein, indem sie zum Beispiel die Therapiestunde mit einer Achtsamkeitsübung beginnen. Wenn nicht, frage deine Therapeutin danach, ob das möglich ist.

Zeitmanagement in der Therapie

Viele Frauen mit AD(H)S, viele Träumerinnen, beschreiben eine Art Zeitvergessenheit als zentrale Problematik, die in ihrem Alltag zu Planungsschwierigkeiten, Desorganisation, Chaos führt. Und in der Folge zu Unzuverlässigkeit und mangelnder Sorgfalt sowie Stress, Scham und Versagensängsten. Wissenschaftliche Untersuchungen untermauern, dass es Menschen mit AD(H)S weniger gut gelingt, Zeit präzise wahrzunehmen. Die Zielverfolgung und der zeitgerechte Abschluss sorgfältig angefertigter Arbeiten sind dadurch erschwert.

Es ist somit nicht ausreichend, in einer Therapie lediglich Zeitmanagementstrategien zu erarbeiten, da es meist an der Umsetzung hakt. Denn die träumerisch Veranlagten versinken beim Erledigen von Aufgaben, vergessen die Zeit, schweifen ab, kommen wenig voran, verlieren sich in Details und den Überblick – während ihnen die Zeit unbemerkt davonläuft.

Es ist daher sinnvoll, zu beachten, dass kleinere Zeiteinheiten für Betroffene besser einschätzbar sind als größere. Eventuell kann es bei Aufgaben, die eine größere Zeitspanne umfassen, also förderlich sein, deine Therapeutin bei der Planung um Hilfe zu bitten. Und dann die große Aufgabe in kleine Teilschritte zu zerlegen, deren zeitliche Ausdehnung besser für dich einzuschätzen ist.

Zu berücksichtigen ist außerdem, dass Frauen und Mädchen mit AD(H)S sofortige kleine Belohnungen bevorzugen und sich durch eine größere aufgeschobene Belohnung eher weniger motivieren lassen. Belohnungsaufschub als Motivator (z. B. erst spielen dürfen, wenn alle Hausaufgaben erledigt sind) funktioniert also bei Menschen mit AD(H)S nicht besonders gut. Sorge stattdessen für viele kleine Belohnungen auf dem Weg zum Ziel.

Und sei dir darüber im Klaren, dass du eine Tendenz zum Aufschieben größerer Aufgaben hast und kleinere, sofort erledigbare Aufgaben bevorzugst. Das führt oft dazu, dass du wichtige Aufgaben immer weiter nach hinten schiebst, bis nicht mehr genug Zeit für ihre Erledigung da ist – und du in letzter Minute eine Nachtschicht einlegen musst, um überhaupt zu einem Ergebnis zu gelangen. Versuch daher, dich so zu organisieren, dass du deine Vermeidungstendenz überlistest und nicht zulässt, dass du die vielen kleinen Dinge zuerst erledigst. Mach dich an die wichtigen Sachen. Die Kleinigkeiten kannst du immer mal wieder zwischendurch einschieben. Dieser Ratschlag mag im Gegensatz zu allgemeinen Organisationstipps für Menschen ohne AD(H)S stehen. Vielleicht hast du schon festgestellt, dass die »Alles Kleine zuerst wegschaffen«-Strategie für dich nicht funktioniert. Und vielleicht verstehst du jetzt, warum das so ist.

Pünktlichkeit – eine große Herausforderung

Viele Frauen mit AD(H)S verbringen viel Zeit damit, alles daranzusetzen, pünktlich zu sein. Der damit verbunden Stress ist oft maximal und führt zu vielen familiären Konflikten. Häufig kommen sie, auch wenn sie wieder alles gegeben haben – und ihnen das Herz bis zum Hals klopft nach dem Sprint auf dem Fahrrad –, doch wieder ungewollt zu spät zur Arbeit. Und machen sich dafür wieder einmal Vorwürfe.

Die Unpünktlichkeit ist wahrscheinlich das Ergebnis vieler Teilprozesse, die bei AD(H)S eine Rolle spielen können: Probleme beim Zeitmanagement aufgrund des schlechten Zeitgefühls, Probleme bei der Organisation und Planung von Aufgaben, Impulsivität und die mangelnde Fähigkeit zum Nein-Sagen mit dem Ergebnis eines Berges von Aufgaben, Ablenkbarkeit und Unordnung, Hyperfokussieren und vieles mehr. Da es so viele mögliche Faktoren gibt, geht es zunächst darum, das Problem der Unpünktlichkeit anzuerkennen und individuell einzuordnen, um daraufhin Teilursachen verändern zu können.

Auch impulsive, spontane Entscheidungen, die die eigentlichen Planungen über den Haufen werfen, tragen zu den Problemen des Zeitmanagements bei Frauen mit AD(H)S bei. Diese »Das erledige ich schnell zwischendurch«-Denkweise unterschätzt den Zeitbedarf und ist maßgeblich für das Abweichen vom ursprünglichen Plan verantwortlich. Falls du also zum »Schnell-schnell-Typus« gehörst, solltest du dein Augenmerk und deine Achtsamkeit auf solche impulsiven Entscheidungen richten, sie beobachten und gegensteuern.

Interessante Befunde finden sich darüber hinaus zur Wahrnehmung von Vergangenheit, Zukunft und Gegenwart. AD(H)S-

Symptome sind mit einer negativen Sicht auf die Vergangenheit assoziiert und mit einer hedonistischen Sicht auf die Gegenwart. Eine für die hedonistische Sicht typische Einstellung ist: »Risiken einzugehen hilft mir dabei, mein Leben weniger langweilig zu gestalten.« Dabei findet sich die negative Sicht auf die Vergangenheit häufiger bei Frauen mit AD(H)S und die hedonistische Perspektive auf die Gegenwart häufiger bei Männern mit AD(H)S. Oft sind solche Sichtweisen bei der Zielverfolgung hinderlich, weil beispielsweise langweilige, aber sichere Wege nicht gewählt werden oder weil aufgrund negativer Erfahrungen neue, herausfordernde Wege nicht in Betracht gezogen werden. Auch hier gilt es, aufmerksam zu sein und mithilfe einer Therapeutin eine ausgeglichene Perspektive auf die Vergangenheit zu entwickeln und Risiken mit Bedacht auszuwählen.

Bewegung als Therapie

Viele Frauen und Mädchen mit AD(H)S berichten davon, dass sie sehr von Bewegung profitieren. Oft ist eine sofortige Wirkung auf die Konzentrationsfähigkeit spürbar und es zeigt sich ein langfristiger Effekt auf Ausgeglichenheit, Stimmung und Impulsivität. Viele Kinder und Jugendliche mit AD(H)S sind sportlich aktiv. Im Verlauf des Lebens verlieren sich die sportlichen Aktivitäten jedoch oft aufgrund von Zeitmangel oder mangels Gelegenheit.

Neurobiologisch ist es plausibel, dass mit Sport eine Abnahme der AD(H)S-Symptomatik einhergeht. Und die Erfahrungen, die wir in Therapien gemacht haben und die von vielen AD(H)S-Expertinnen geteilt werden, sprechen ebenfalls dafür. Daher wird dich auch deine Therapeutin ermuntern, regelmäßige Bewegung in deinen Tages- und Wochenablauf zu integrieren. Bewegung also als natürliche Therapieform im Alltag zu nutzen.

Wir schreiben bewusst: Bewegung. Denn es muss kein Leistungsturnen sein, das du im reifen Alter wieder beginnst. Eine Runde Walken oder eine Tour mit den Inlineskates und den Kindern reicht vollkommen aus. Immer wieder berichten uns Frauen davon, dass es bei ihnen eine Tendenz zur Übertreibung und zur Sucht gibt, dass sie beim Sport über ihre Grenzen gehen. Behalte diese Gefahr des Übertrainierens im Auge und achte sehr genau auf die Signale deines Körpers und seine Grenzen. Auch hier gilt: Achtsamkeit für das richtige Maß zu entwickeln.

Bezugspersonen – *You are my everything ...*

Verrückt und aufregend, nervig und unerträglich, beziehungssüchtig und beziehungsunfähig. Mit all diesen widersprüchlichen Eigenschaften werden Frauen und Mädchen mit AD(H)S oft im allgemeinen Urteil belegt. Viele von ihnen beschreiben eine sehr gute Lebensqualität im Hinblick auf ihre Beziehungen.

Partnerinnen und Partner von Frauen mit AD(H)S sind begeistert von ihrer Lebendigkeit, Lebensfreude und Gefühlsintensität, manchmal aber auch erschlagen von ihrem Temperament. Immer wieder kommt es zu Konflikten, etwas häufiger als bei Menschen ohne AD(H)S außerdem zu Trennungen und neuen Beziehungen. Auch die wohlwollendsten Bezugspersonen können durch AD(H)S-bedingte Probleme gestresst sein und an ihre Grenzen stoßen. Dafür verdienen sie Verständnis. Oft brauchen auch sie eine Art Psychoedukation, um die AD(H)S-bedingten Probleme besser verstehen und mitfühlen zu können. Manchen hilft es auch, eine Selbsthilfegruppe für Angehörige aufzusuchen.

In der therapeutischen Arbeit mit wichtigen Bezugspersonen geht es zum einen um Aufklärung und Information, darum, Akzeptanz und Verständnis zu schaffen. Zum anderen werden typische Probleme, z. B. in der Partnerschaft, analysiert und anschließend gemeinsam Lösungsstrategien ausgehandelt. Falls das auf diese Weise nicht gelingt, kann es auch sinnvoll sein, eine Paartherapie zu beginnen.

Jetzt hast du einen Überblick über die verschiedenen Behandlungsmöglichkeiten von AD(H)S. Wie du siehst, gibt es ganz verschiedene Ansätze, die sich nach Belieben kombinieren lassen. Scheue dich nicht, dich von deiner Ärztin oder deinem Arzt persönlich beraten zu lassen, wenn du das Gefühl hast, dass du Unterstützung brauchst. Lass dir helfen, dir dein Leben mit AD(H)S leichter zu machen!

Empfehlungen

Allgemein
Bundeszentrale für gesundheitliche Aufklärung: www.bzga.de

Selbsthilfe
Nationale Kontakt- und Informationsstelle zur Anregung und Unterstützung von Selbsthilfegruppen: www.nakos.de

AD(H)S

+ ADHS Deutschland e. V. – Selbsthilfe für Menschen mit ADHS: www.adhs-deutschland.de
+ Zentrales ADHS-Netz: www.zentrales-adhs-netz.de
+ Angebote für Mütter mit AD(H)S oder Mütter mit Kindern mit AD(H)S: www.adhs-deutschland.de oder www.adhs.info/fuer-eltern-und-angehoerige/was-koennen-eltern-selbst-tun

Ärztinnen- und Therapeutinnensuche

+ Arztsuche der Kassenärztlichen Bundesvereinigung (KBV): www.kbv.de/html/arztsuche.php

Hilfe bei Erfahrungen von Kriminalität und Gewalt

+ Weißer Ring: www.weisser-ring.de

Anmerkungen

Kapitel 1
Unaufmerksam, hyperaktiv, impulsiv – Was ist AD(H)S?

1. van Elst, L.T. (2016). Autismus und ADHS. Zwischen Normvariante, Persönlichkeitsstörung und neuropsychiatrischer Krankheit. 2. Aufl. Stuttgart: Kohlhammer, S. 36.
2. Ebd., S. 47.
3. Hecht, H., Agyemang, A., Angenendt, J., Antes, G., Batra, A., Becker, T., Bengel, J. &. Härter, M. (2019). Psychische Erkrankungen. Klinik und Therapie: in Zusammenarbeit mit der Cochrane Deutschland Stiftung. 6. Aufl. München: Elsevier, S. 719.
4. Müller, A., Candrian, G. & Kropotov, J.D. (2011). ADHS – Neurodiagnostik in der Praxis. Mit 7 Tabellen. Berlin: Springer, S. 8.
5. Berry, C.A., Shaywitz, S.E. & Shaywitz, B.A. (1985). Girls with attention deficit disorder: a silent minority? A report on behavioral and cognitive characteristics. Pediatrics, 76: 801–809.
6. Edel, M.-A. & Vollmoeller, W. (2006). Aufmerksamkeitsdefizit-/Hyperaktivitätsstörung bei Erwachsenen. Berlin: Springer.
7. Camara, B., Padoin, C. & Bolea, B. (2021). Relationship between sex hormones, reproductive stages and ADHD: a systematic review. Arch Womens Ment Health. doi: 10.1007/s00737-021-01181-w.
8. Almey, A., Milner, T.A. & Brake, W.G. (2015). Estrogen receptors in the central nervous system and their implication for dopamine-dependent cognition in females. Horm Behav. 74:125–38.
9. Freeman, M.P. (2014). ADHD and pregnancy. Am J Psychiatry; 171(7): 723–8.

Kapitel 2

Weniger auffällig, weniger schlimm? – Warum AD(H)S bei Frauen und Mädchen häufig unbemerkt bleibt

1. Müller, A., Candrian, G. & Kropotov, J. D. (2011). ADHS – Neurodiagnostik in der Praxis. Mit 7 Tabellen. Berlin: Springer, S. 6.
2. Kessler, R. C., Adler, L., Barkley, R., Biederman, J., Conners, C. K., Demler, O., Faraone, S. V., Greenhill, L. L., Howes, M. J., Secnik, K., Spencer, T., Ustun, T. B., Walters, E. E. & Zaslavsky, A. M. (2006). The prevalence and correlates of adult ADHD in the United States: results from the National Comorbidity Survey Replication. Am J Psychiatry, 163(4): 716–23.
3. Taylor, M. J., Lichtenstein, P., Larsson, H., Anckarsäter, H., Greven, C. U. & Ronald, A. (2016). Is There a Female Protective Effect Against Attention-Deficit/Hyperactivity Disorder? Evidence From Two Representative Twin Samples. J Am Acad Child Adolesc Psychiatry. 55:504–512.e2. doi: 10.1016/j.jaac.2016.04.004.
4. Schore, A. N. (2017). All our sons: The developmental neurobiology and neuroendocrinology of boys at risk. Infant Mental Health Journal, 38, 15–52. doi:10.1002/imhj.21616.

Kapitel 3

AD(H)S bei Frauen und Mädchen – Eine Besonderheit, die das Leben prägt

1. Solden, S. (2001). Die Chaosprinzessin: Frauen zwischen Talent und Misserfolg (3. Aufl.). Erlangen: Bundesverband Aufmerksamkeitsstörungen.
2. Haimov-Kochman, R. & Berger, I. (2014). Cognitive functions of regularly cycling women may differ throughout the month, depending on sex hormone status; a possible explanation to conflicting results of studies of ADHD in females. Front Hum Neurosci. 1;8: 191. doi: 10.3389/fnhum.2014.00191.
3. Ryffel-Rawak, D. (2017): ADHS bei Frauen – den Gefühlen ausgeliefert (4., aktualisierte Auflage). Göttingen: Hogrefe, S. 40.
4. Antoniou, E., Rigas, N., Orovou, E., Papatrechas, A. & Sarella. A. (2021). ADHD Symptoms in Females of Childhood, Adolescent, Reproductive

and Menopause Period. Mater Sociomed. 33(2): 114–118. doi: 10.5455/msm.2021.33.

5. Kittel-Schneider, S., Quednow, B.B., Leutritz, A.L., McNeill, R.V. & Reif. A. (2021). Parental ADHD in pregnancy and the postpartum period – A systematic review. Neurosci Biobehav Rev.; 124: 63–77. doi: 10.1016/j.neubiorev.2021.01.002.
6. Leppert, B., Havdahl, A., Riglin, L., Jones, H.J., Zheng, J., Davey Smith, G., Tilling, K., Thapar, A., Reichborn-Kjennerud, T. & Stergiakouli, E. (2019). Association of Maternal Neurodevelopmental Risk Alleles With Early-Life Exposures. JAMA Psychiatry.; 76(8): 834–842. doi: 10.1001/jamapsychiatry.2019.0774.
7. Dorani, F., Bijlenga, D., Beekman, A.T.F., van Someren, E.J.W. &. Kooij, J.J.S. (2021). Prevalence of hormone-related mood disorder symptoms in women with ADHD. Journal of Psychiatric Research, 133, 10–15. doi:10.1016/j.jpsychires.2020.12.005.
8. Kittel-Schneider, S., Quednow, B.B., Leutritz, A.L., McNeill, R.V. & Reif, A. (2021). Parental ADHD in pregnancy and the postpartum period – A systematic review. Neurosci Biobehav Rev.; 124: 63–77. doi: 10.1016/j.neubiorev.2021.01.002.
9. Antoniou, E., Rigas, N., Orovou, E., Papatrechas, A. &. Sarella A. (2021). ADHD Symptoms in Females of Childhood, Adolescent, Reproductive and Menopause Period. Mater Sociomed; 33(2): 114–118. doi: 10.5455/msm.2021.33.114-118.
10. Dorani, Farangis; Bijlenga, Denise; Beekman, Aartjan T.F.; van Someren, Eus J.W.; Kooij, J.J. Sandra (2021). Prevalence of hormone-related mood disorder symptoms in women with ADHD. Journal of Psychiatric Research, 133, 10–15. doi:10.1016/j.jpsychires.2020.12.005.
11. Semeijn, E.J., Korten, N.C., Comijs, H.C., Michielsen, M., Deeg, D.J., Beekman, A.T., Kooij, J.J. No lower cognitive functioning in older adults with attention-deficit/hyperactivity disorder. Int Psychogeriatr. 2015 Sep;27(9): 1467–76. doi: 10.1017/S1041610215000010. Epub 2015 Feb 6. PMID: 25655491.

Kapitel 5
»Ich bin so blöd!« – Negatives Selbstkonzept als zweite Krankheit

1. Still, G. F. (1902) The Goul-stonian lectures on some abnormal psychical conditions in children. Lancet 1008–1012.
2. Melchior Adam Weikard (1790). Der philosophische Arzt. Zweyter Band. Drittes Hauptstück. Attentio volubilis. S. 114. Frankfurt am Main. In der Andreäischen Buchhandlung 1790.

Kapitel 6
AD(H)S kommt selten allein – Begleiterkrankungen und Folgeprobleme

1. Steinhausen, H.-C., Döpfner, M., Holtmann, M., Philipsen, A. & Rothenberger, A. (2020). Handbuch ADHS: Grundlagen, Klinik, Therapie und Verlauf der Aufmerksamkeitsdefizit-Hyperaktivitätsstörung. (2. Aufl.). Stuttgart: Kohlhammer.
2. Linden, M. & Weddigen, J. (2016). Teilleistungsstörungen/MCD und ADHS im Erwachsenenalter. Der Nervenarzt. Doi: https://doi.org/10.1007/s00115-015-0063-z.
3. Babinski, D. E., Neely, K. A., Ba, D. M. & Liu, G. (2020). Depression and Suicidal Behavior in Young Adult Men and Women With ADHD: Evidence From Claims Data. J Clin Psychiatry, 22;81(6):19m13130. doi: 10.4088/JCP.19m13130. PMID: 32965804; PMCID: PMC7540206.
4. Heßlinger, B., van Elst, L. T., Mochan, F. & Ebert, D. (2003). A Psychopathological Study into the Relationship between Attention Deficit Hyperactivity Disorder in Adult Patients and Recurrent Brief Depression. Acta Psychiatrica Scandinavica, 107: 1–5.
5. Fossati, A., Novella, L., Donati, D., Donini, M. &Maffei, C. (2002). History of childhood attention deficit/hyperactivity disorder symptoms and borderline personality disorder: a controlled study. Compr Psychiatry, 43: 369–377.
6. Stollhoff, K. (2021). Wann ADHS in Selbstverletzung münden kann. Pädiatrie, 33. https://doi.org/10.1007/s15014-021-3871-6.

7. Van Veen, M.M., Kooij, J.J., Boonstra, A.M., Gordijn, M.C., Van Someren, E.J. Delayed circadian rhythm in adults with attention-deficit/hyperactivity disorder and chronic sleep-onset insomnia. Biol Psychiatry. 2010 Jun 1;67(11): 1091–6. doi: 10.1016/j.biopsych.2009.12.032.
8. Vogel, S.W.N., Bijlenga, D., Benjamins, J.S., Beekman, A.T.F., Kooj, J.J.S & Van Someren, E.J.W. (2017). Attention deficit hyperactivity disorder symptom severity and sleep problems in adult participants of the Netherlands sleep registry. Sleep Med. 40: 94-102.

Kapitel 7
Von Rennpferden und Einhörnern – Ressourcen von Frauen und Mädchen mit AD(H)S

1. Gassmann, D. & Grawe, K. (2006). General change mechanisms: The relation between problem activation and resource activation in successful and unsuccessful therapeutic interactions. Clinical Psychology & Psychotherapy, 13, 1–11.
2. https://podtail.com/de/podcast/toyah-aber-billig/aussenseiter-romantik-mit-kathrin-wessling/
3. https://www.zeit.de/arbeit/2018-07/adhs-arbeit-buero-alltag-frauen/seite-3

Kapitel 8
Selbsthilfe für Frauen und Mädchen mit AD(H)S

1. Potreck-Rose, F. ([9]2014). Von der Freude den Selbstwert zu stärken. Stuttgart: Klett-Cotta.
2. Linehan, M. ([2]2014). DBT Skills Training Manual. New York: Guilford Press.
3. Döpfner, M., Schürmann, S. & Frölich, J. ([6]2019). Therapieprogramm für Kinder mit hyperkinetischem und oppositionellem Problemverhalten. THOP. Weinheim: Beltz.

4. https://www.impulse.de/management/selbstmanagement-erfolg/eisenhower-prinzip/3558243.html
5. Hayes, S. C., Strosahl, K. D., Wilson, K. G. (2012). Akzeptanz- & Commitment-Therapie: Achtsamkeitsbasierte Veränderungen in Theorie und Praxis. Paderborn: Junfermann.

Kapitel 9

AD(H)S-Therapie bei Frauen und Mädchen

1. Kok, F. M., Groen, Y., Fuermaier, A. B. M. & Tucha, O. (2020). The female side of pharmacotherapy for ADHD – A systemativ literature review. PLoS One, 15, doi: 10.1371/journal.pone.0239257.
2. Young, S., Adamo, N., Ásgeirsdóttir, B. B. et al. Females with ADHD: An expert consensus statement taking a lifespan approach providing guidance for the identification and treatment of attention-deficit/ hyperactivity disorder in girls and women. BMC Psychiatry 20, 404 (2020). https://doi.org/10.1186/s12888-020-02707-9.